人工真皮修复材料研究与转化

夏照帆　肖仕初　佘振定　谭荣伟　主编

科学出版社

北京

内 容 简 介

本书首先总结了皮肤的结构与功能以及创面修复技术的发展现状和趋势；随后系统性阐述了双层人工真皮修复材料的结构、原理、理化性能、生物相容性和免疫安全性的研究内容。全书密切结合临床实践，就双层人工真皮修复材料在深度烧冻伤、外伤性全层皮肤缺损、手外伤创面、小腿及足踝部创面、瘢痕整复创面、慢性创面、其他创面(如恶性皮肤肿瘤切除创面和蛇咬伤创面等)以及特殊性的儿童创面治疗中的应用进行了总结和分析，列举了大量的典型病例，并总结了不同适应证中的临床应用经验；最后就双层人工真皮修复材料应用的适应证、禁忌证和临床使用操作规范及注意事项、并发症防治等进行了总结，供临床应用参考。

本书不仅对临床医护人员的临床实践具有重要的指导意义，而且可为从事生物医用材料及相关领域的科研人员、高校教师和研究生提供参考或借鉴。

图书在版编目(CIP)数据

人工真皮修复材料研究与转化 / 夏照帆等主编. —北京：科学出版社，2020.1

ISBN 978-7-03-062692-9

Ⅰ. ①人⋯ Ⅱ. ①夏⋯ Ⅲ. ①人工合成–真皮–生物材料–研究 Ⅳ. ①R318.08

中国版本图书馆CIP数据核字(2019)第233814号

责任编辑：翁靖一 / 责任校对：杜子昂
责任印制：赵　博 / 封面设计：东方人华

科学出版社 出版

北京东黄城根北街 16 号
邮政编码：100717
http://www.sciencep.com

涿州市般润文化传播有限公司印刷
科学出版社发行　各地新华书店经销

*

2020 年 1 月第　一　版　　开本：720×1000 1/16
2025 年 2 月第二次印刷　印张：10 3/4
字数：199 000

定价：98.00 元

(如有印装质量问题，我社负责调换)

编委会名单

主　编：夏照帆　肖仕初　佘振定　谭荣伟

编　委 (按姓氏笔画顺序排序)：

丁小珩	马军	王欣	王峰
王甲汉	石胜军	叶朝辉	申传安
冯庆玲	吕国忠	朱世辉	朱达克
朱庆棠	刘琰	纪世召	李峰
李志清	李秀忠	李宗瑜	李楚鋆
杨磊	肖仕初	吴军	佘振定
汪道新	沈运彪	沈余明	陈旭
陈昭宏	范锟铻	罗高兴	罗鹏飞
郁京宁	郑兴锋	郑勇军	贲道锋
胡大海	胡振生	胡瑞斌	宫可同
姚刚	夏成德	夏照帆	郭光华
唐洪泰	崔正军	谢卫国	谭荣伟
薛明宇	霍然	魏在荣	糜菁熠

序

中国作为世界第一人口大国，每年因各种因素导致的皮肤缺损患者众多，其中需要依靠皮肤移植手术治疗的患者占据多数，治疗需求巨大。但是，临床上传统的自体皮移植术是一种"拆东墙补西墙"的办法，容易导致供区形成瘢痕或继发畸形，而且修复面积受自体皮源的限制，从而降低患者的生活质量，增加患者的心理负担和医疗负担。我国《国家中长期科学和技术发展规划纲要(2006—2020年)》将"人口与健康"列为重点领域，将"先进医疗设备与生物医用材料"确定为优先主题和重点研究方向，提出要开发人体组织器官替代等新型生物医用材料。因此，把握社会经济发展和科学技术发展的战略机遇，发展用于皮肤修复的新型生物医用材料，改善和提高众多皮肤缺损患者的生活质量，对于我国社会经济发展具有重大和长远意义。

人工真皮是一种作为真皮替代物发展起来的生物医用材料，其常见产品含有胶原海绵层和硅橡胶层，分别模拟人体皮肤真皮层和表皮层的功能。自国际首个人工真皮被报道用于临床后，经过三十年来的研究与发展，人工真皮逐渐成为皮肤修复市场的主流选择，但是，该类产品的核心技术主要被欧美等发达国家掌握，我国人工真皮修复技术研究起步较晚。Lando®双层人工真皮修复材料历经八年研发和技术积累，2017年被批准上市成为我国首个国产化人工真皮产品，打破了同类产品全部依赖进口、价格昂贵的局面，为皮肤缺损修复和重建提供崭新的选择。在该产品的临床转化过程中，虽有国外已上市产品的临床文献作为参考，但由于国内医疗环境不同，以及人工真皮相关研究处于快速发展阶段，因此这些资料的参考价值有限。

鉴于我国人工真皮修复技术的巨大市场需求以及相关理论指导的欠缺，迫切需要相关的论著来指导人工真皮产品在临床上的应用。在应用双层人工真皮修复皮肤缺损创面的过程中，我们的一线临床工作者通过深入研究和探索，积累形成了丰富的临床经验，能够为我国人工真皮修复技术的推广提供更加适宜的指导。该书不仅系统地介绍了皮肤的结构与功能、创面修复技术的发展，还系统地阐述了双层人工真皮的研究和应用，涉及科室广泛，包括烧伤外科、整形外科、创伤骨科、手足外科、慢性创面科室以及儿科等，适应证也由传统的烧伤及烧伤后瘢痕整形扩大到骨或肌腱外露、撕脱伤、供瓣部位、溃疡、畸形重建及肿瘤切除等其他全层皮肤缺损创面。

　　该书为众多科研人员和临床医生劳动和智慧的结晶，相信该书的出版不仅能够提高医护人员对双层人工真皮修复材料的认识，为人工真皮修复治疗新技术的推广提供经验参考，造福广大皮肤缺损患者，还能够为今后人工真皮的改进方向提供思考和启发，推动我国人工真皮修复材料的研究与发展。

刘昌胜

中国科学院院士

2019 年 10 月

前　言

皮肤是机体与外界环境之间的屏障，具有防止体液丢失、阻止微生物入侵、调节体温等多重生理功能。但是各种外界因素如车祸、火灾，以及某些病理因素，例如糖尿病、皮肤肿瘤等，可导致皮肤的毁损或缺失，破坏皮肤的正常生理功能，严重时甚至危及生命。人工真皮修复材料是基于组织工程学发展起来的一种真皮缺损修复材料，自20世纪90年代第一个人工真皮产品 Integra®用于临床后，人工真皮修复材料及其应用得到了很大的发展，种类不断丰富，临床适应证愈加广泛，为皮肤缺损患者提供了治疗新手段。国产首个双层人工真皮——Lando®人工真皮修复材料于2017年获国家Ⅲ类医疗器械注册证，其具有引导真皮再生，恢复外观功能和减少瘢痕形成，减轻供区损伤的优点，在深度烧伤、冻伤、外伤性全层皮肤缺损、骨肌腱外露等创面的治疗以及瘢痕整复中均获得了良好的修复效果。国内其他一些人工真皮产品也正处于研究转化阶段。然而，目前国内尚无人工真皮修复材料的相关专著出版，人工真皮修复技术在国内尚未得到很好的普及和推广。为此，作者对双层人工真皮修复材料的设计、研发和转化工作进行了系统性总结，该书介绍了人工真皮修复材料的结构、原理和性能，并结合双层人工真皮修复材料的临床实践，详细总结了其在各类创面的应用经验和体会，期望能给广大临床工作者提供参考，并为人工真皮修复材料的研发带来启发和思考。

全书共分为12章：第1章，创面修复材料与技术概述；第2章，人工真皮修复材料概述；第3章，人工真皮修复材料性能研究；第4章，人工真皮修复材料在深度烧冻伤创面治疗中的应用；第5章，人工真皮修复材料在外伤性全层皮肤缺损治疗中应用；第6章，人工真皮修复材料在手外伤创面治疗中的应用；第7章，人工真皮修复材料在小腿及足踝部创面治疗中的应用；第8章，人工真皮修复材料在瘢痕整复创面治疗中的应用；第9章，人工真皮修复材料在慢性创面治疗中的应用；第10章，人工真皮修复材料在其他创面治疗中的应用；第11章，人工真皮修复材料在儿童创面治疗中的应用；第12章，人工真皮修复材料临床使用操作规范。

在此感谢所有作者的努力付出，他们在完成大量的临床工作和科研工作之余，抽出时间参与本书的撰写。本书还参考、总结了国内外相关研究成果，在此向相关作者表示感谢。作者还要感谢科学出版社相关领导和编辑团队的大力支持，使得此书得以顺利出版。

最后，诚挚感谢科技部国家重点研发计划政府间国际科技创新合作重点专项

"主动诱导组织重建的新型真皮替代物研发"(项目编号：2018YFE0194300)、深圳市发改委战略性新兴产业发展专项"人工真皮修复材料规模化标准制造中试关键技术研发及生产线建设"(深发改[2019]561号)、深圳市科创委技术攻关项目"快速修复大面积皮肤损伤细胞喷雾系统关键技术研发"（项目编号：JSGG20180504170419462)、广东省兰度再生医学院士工作站、广东省医用高分子植入材料工程技术研究中心和深圳市医用高分子植入材料工程技术研究中心等项目经费和平台对本书出版的支持。

由于人工真皮修复材料相关研究不断深入，加之作者经验和时间有限，书中不足和疏漏之处在所难免，敬请同行专家和广大读者批评指正！

中国工程院院士

2019 年 10 月 19 日

目　录

序
前言
第1章　创面修复材料与技术概述　　**1**
　　1.1　皮肤的结构与功能 ·· 1
　　　　1.1.1　皮肤的结构 ·· 1
　　　　1.1.2　皮肤的功能 ·· 4
　　1.2　皮肤缺损覆盖与修复 ·· 5
　　　　1.2.1　天然创面覆盖物 ·· 7
　　　　1.2.2　人工合成创面覆盖物 ·· 8
　　　　1.2.3　创面移植物 ·· 9
　　1.3　皮肤组织工程支架材料与技术的发展及应用 ················ 12
　　　　1.3.1　组织工程表皮 ·· 12
　　　　1.3.2　组织工程真皮 ·· 12
　　　　1.3.3　组织工程复合皮肤 ·· 16
　　　　1.3.4　皮肤组织工程展望 ·· 17
　　参考文献 ··· 18

第2章　人工真皮修复材料概述　　**25**
　　2.1　人工真皮简介 ·· 25
　　　　2.1.1　材料构成、结构与适应证 ·································· 26
　　　　2.1.2　作用机理 ·· 27
　　2.2　适应证和禁忌证的探讨 ·· 31
　　参考文献 ··· 32

第3章　人工真皮修复材料的性能研究　　**33**
　　3.1　概述 ·· 33
　　3.2　关键理化性能研究 ·· 33
　　　　3.2.1　上层理化性能研究 ·· 34
　　　　3.2.2　下层理化性能研究 ·· 35
　　3.3　生物相容性评价研究 ·· 36
　　　　3.3.1　概述 ·· 36
　　　　3.3.2　生物相容性评价 ·· 36

3.4 免疫安全性研究··································46
3.4.1 免疫原性体外研究·······················46
3.4.2 小鼠免疫原性试验研究·················47
3.4.3 临床免疫研究···························58
3.5 灭菌工艺研究··································58
3.5.1 概述································58
3.5.2 常用灭菌方法·························58
3.5.3 高能电子束灭菌·······················59
3.6 动物实验研究··································59
3.6.1 概述································59
3.6.2 体内降解研究·························60
参考文献··66

第4章 人工真皮修复材料在深度烧冻伤创面治疗中的应用 68
4.1 绪论··68
4.2 病例展示··································68
4.3 本章小结··································76
参考文献··77

第5章 人工真皮修复材料在外伤性全层皮肤缺损创面治疗中的应用 78
5.1 绪论··78
5.2 病例展示··································78
5.3 本章小结··································83
参考文献··86

第6章 人工真皮修复材料在手外伤创面治疗中的应用 87
6.1 绪论··87
6.2 病例展示··································87
6.3 本章小结··································99
参考文献··101

第7章 人工真皮修复材料在小腿及足踝部创面治疗中的应用 102
7.1 绪论··102
7.2 病例展示··································102
7.3 本章小结··································112
参考文献··113

第8章 人工真皮修复材料在瘢痕整复创面治疗中的应用 114
8.1 绪论··114
8.2 病例展示··································114

8.3　本章小结 ·· 121
参考文献 ··· 122

第 9 章　人工真皮修复材料在慢性创面治疗中的应用　　**123**
9.1　绪论 ·· 123
9.2　病例展示 ·· 124
9.3　本章小结 ·· 128
参考文献 ··· 129

第 10 章　人工真皮修复材料在其他皮肤创面治疗中的应用　　**130**
10.1　绪论 ·· 130
10.2　病例展示 ·· 131
10.3　本章小结 ·· 134
参考文献 ··· 135

第 11 章　人工真皮修复材料在儿童创面治疗中的应用　　**136**
11.1　绪论 ·· 136
　　11.1.1　儿童创面特殊性以及人工真皮在儿童创面的应用现状 ············· 136
　　11.1.2　人工真皮在儿童创面应用的优势和不足 ····························· 137
11.2　病例展示 ·· 138
11.3　本章小结 ·· 147
参考文献 ··· 148

第 12 章　人工真皮修复材料临床使用操作规范　　**149**
12.1　术前准备 ·· 149
　　12.1.1　手术室要求 ·· 149
　　12.1.2　产品使用规格及数量估算 ·· 149
　　12.1.3　无菌要求 ··· 149
12.2　手术操作 ·· 149
　　12.2.1　清创 ·· 150
　　12.2.2　浸泡 ·· 150
　　12.2.3　贴附和裁剪 ·· 150
　　12.2.4　固定 ·· 151
　　12.2.5　包扎 ·· 151
　　12.2.6　换药 ·· 151
　　12.2.7　分离 ·· 152
　　12.2.8　自体皮移植 ·· 152
12.3　人工真皮移植术后护理 ·· 152
　　12.3.1　安放和移动患者 ·· 152

12.3.2　康复治疗 ·· 153

12.4　手术问题及解决方案 ··· 153

12.5　并发症及处理措施 ··· 154

12.5.1　血肿 ·· 154

12.5.2　积液 ·· 155

12.5.3　感染 ·· 155

12.5.4　人工真皮血管化不良 ·· 155

参考文献 ·· 156

关键词索引 ·· 157

第1章

创面修复材料与技术概述

1.1 皮肤的结构与功能 ◄◄◄

1.1.1 皮肤的结构

皮肤是人体最大的器官，覆盖于身体表面，是阻隔外界侵害的最大屏障，具有保护、感觉、体温调控、分泌/排泄、吸收、物质代谢和局部免疫等功能[1]。人体不同部位的皮肤厚度不同，一般为 0.5～4.8mm[2]。

皮肤是一个复杂的多层结构器官，从外到内依次由表皮层、真皮层和皮下组织三部分组成[3]，此外还包括毛发、指(趾)甲、皮脂腺和汗腺等诸多具有特殊功能的附属器，以及血管、神经、肌肉和脂肪等其他组织[4]，如图 1-1 所示。

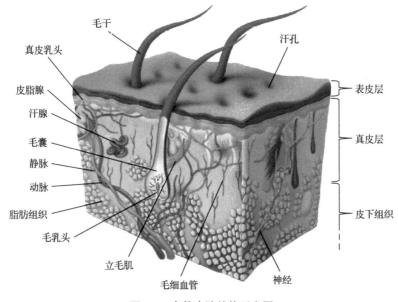

图 1-1　人体皮肤结构示意图

1.1.1.1　表皮层

表皮层处于皮肤最外层，厚度为 0.1~0.2mm[5]，几乎不含血管、淋巴管和神经组织。表皮层主要起保护和免疫的作用。表皮也是多层结构，由表至里包括角质层、透明层、颗粒层和生发层[6]。有些部位表皮的生发层又可分为棘状细胞层和基底细胞层。表皮层主要细胞群为角质形成细胞，除此之外还有少量的黑色素细胞、朗格汉斯细胞和默克尔细胞[7]。表皮基底层及毛囊的外毛鞘内含有表皮干细胞，它具有持续增殖分化潜能，使得表皮终身不断地进行新陈代谢，从而维持外层细胞的死亡脱落与基底干细胞分裂形成新表皮细胞之间的平衡[8]。人体正常表皮的更替周期约为 28 天，更替周期一般与表皮厚度呈正比[9]。

1.1.1.2　真皮层

真皮层处于表皮层的下方，与其紧密相连。厚度为 1~4mm，不同部位真皮厚度不同[10]。真皮层由中胚层分化而来，呈不规则的致密结缔组织形态，承担了皮肤的感觉、体温调节、分泌/排泄、吸收、物质代谢和免疫等重要功能[11,12]。

真皮层由外至里可分为乳头层和网状层[13]。乳头层为波浪形乳头状隆起，与表皮基底层交错相接，这些乳头隆起部位聚集非常多毛细血管和毛细淋巴管，以及神经末梢和触觉小体；网状层位于乳头层下方，包含弹性纤维、网状纤维和胶原纤维，呈网状交错分布，还含有较大的血管、淋巴管、神经和附属器，纤维之间含有少量基质和细胞。细胞种类丰富，包括：纤维细胞、巨噬细胞、淋巴细胞、肥大细胞、朗格汉斯细胞、噬色素细胞和真皮树枝状细胞等[14]。

胶原纤维、网状纤维及弹性纤维之间相互交错形成一个网状支架结构，使皮肤具有一定的弹性、韧性和饱满度[15]。

1.1.1.3　皮下组织

皮下组织位于真皮层下方，与肌肉、筋膜、腱膜或骨膜等组织相连。厚度较真皮层厚，随部位、性别和营养状态不同而有所差异。皮下组织包含有疏松的结缔组织和脂肪小叶，也称皮下脂肪层，具有良好的弹性，可以缓冲外界压力以保护身体器官和维持体温。除脂肪外，还分布着大量的血管、淋巴管、神经和汗腺等[16]。

1.1.1.4　附属器

皮肤附属器由外胚层分化而来，包括毛发、皮脂腺、汗腺和指(趾)甲等，承担皮肤的特殊功能[17]。

1) 毛发

人体表面除手掌和足底外，基本都生长了毛发，起保护身体的作用。毛发的形态因年龄、部位、性别和种族等因素而有所区别[18]。毛发由毛囊、毛根和毛干构成。毛干在皮肤外表，而鞘状毛囊和毛根则位于真皮层。毛干与毛囊下端形成毛球，其凹陷处与血管及神经末梢相连，是毛发的营养通道[19]。

2) 皮脂腺

皮脂腺是皮肤的重要分泌腺体之一，存在于大多数皮肤中，仅手掌、足底和足背等少数部位缺乏。皮脂腺由分泌部和导管部构成，分泌部位于真皮层，靠近毛囊，导管部位于毛囊与立毛肌之间，导管开口于毛囊上端或皮肤表面，立毛肌收缩触发皮脂腺排出皮脂，对皮肤及毛发起柔润保护作用[20,21]。

3) 汗腺

汗腺也是人体的重要腺体之一，是皮肤的"呼吸通道"，由腺体分泌部和导管部构成，螺旋盘绕状的分泌部位于真皮层和皮下组织中。根据分布部位、分泌物质及腺体结构的不同，汗腺可分为大汗腺和小汗腺两种。大汗腺又称顶泌汗腺，导管开口于毛囊上端或皮肤表面[22]，主要位于乳晕、腋窝和会阴处，受肾上腺皮脂激素调控，分泌水和脂类物质，经细菌分解后形成不饱和脂肪酸，具有特殊的臭味[23]。小汗腺又称外泌汗腺，分布于全身各处[24]，导管开口于皮肤表面的汗孔，受神经系统支配，排出水和离子等代谢物，调节人体体温和无机盐平衡[25]。

4) 指(趾)甲

指(趾)甲是皮肤的一种特殊附属器，由表皮角质层细胞增厚形成的多层板状结构。主要分为甲板和甲根，甲板即为我们日常俗称的指(趾)甲，其暴露于皮肤外面，甲板下面的组织为甲床，其近端的甲根藏在皮肤深部，为甲床提供营养[26]。指(趾)甲犹如"盾牌"，可以保护手指和足趾末端，另外还能反映身体状态[27]。

1.1.1.5　其他组织

除了表皮层、真皮层、皮下组织和附属器，皮肤中还存在大量肌肉、神经、血管和淋巴管等其他系统的组织[28,29]。皮肤较粗的动脉和静脉血管分布于皮下组织和真皮网状层下部，毛细血管则分布于网状层上部至乳头层，上下交错形成血管网，为皮肤提供营养传输[30]。皮肤淋巴管基本沿着血管走向，由真皮乳头层的毛细淋巴管逐渐汇集成较粗的淋巴管，流入相应的淋巴结，构成皮肤的淋巴免疫系统[31]。

皮肤及皮下组织的肌肉分横纹肌和平滑肌两种[32]。横纹肌主要为面部的表情肌和颈部的颈阔肌；平滑肌最常见的为立毛肌，除立毛肌外，真皮层和皮下组织血管、腺体旁也含有平滑肌。皮肤肌肉的作用是在自主神经的支配下，完成身体自主运动反射[33]。皮肤的神经主要分为感觉神经和运动神经。来自脑脊神经的感觉神经末梢使皮肤具有触觉、温觉、冷觉、痛觉和压觉等[34]；来自交感神经节后纤维的运动神经分布于皮肤附属器周围，主要支配立毛肌等肌肉活动[35]。

1.1.2　皮肤的功能

皮肤具有屏障功能、感觉功能、体温调节功能、吸收功能、分泌/排泄功能、代谢功能和免疫功能等七大生理功能[36,37]。

1.1.2.1　屏障功能

皮肤首先起到保护人体、屏蔽外界伤害的作用，能屏蔽物理性损伤、化学性损伤、防御微生物侵入并能防止营养物质丢失[38]。

对于物理性损伤，皮肤真皮层和皮下脂肪层具有弹性缓冲作用；皮肤最表面的致密角质层加强皮肤的耐磨性；皮肤黑色素能吸收紫外线，防止紫外线损伤。对于化学性损伤，皮肤角质层细胞具有抗弱酸弱碱的作用。对于微生物侵入，致密的角质层能抵挡较大体积微生物，角质层弱酸的环境不利于一部分微生物寄居，已经寄居表层的微生物能随角质层定期脱落。此外皮肤表面马色拉菌等寄居菌产生的脂酶，能杀死葡萄球菌、白念珠菌和链球菌等。除了防御，皮肤通过神经控制毛孔张合，能有效控制水分丢失；同时角质层具有半透膜性质，还能预防体内营养和电解质流失[39]。

1.1.2.2　感觉功能

皮肤感觉灵敏，表皮下方分布着大量感觉神经和运动神经末梢，受到外界刺激后，能通过神经传导，达到大脑皮层并进行分析处理，产生痛(痒)、冷、温、压和触等单一感觉以及糙、滑、湿、硬和软等复合感觉，并引起相应的神经反射[40]。此外，通过触摸，皮肤还具有形体觉、定位觉和两点辨别觉[41,42]。

1.1.2.3　体温调节功能

皮肤是维持体温恒定的重要阀门[43]。皮肤是温热的调节器，通过皮肤毛细血管缩张，以及汗液分泌的多少来适应外界气温的变化，保持体温恒定。遇到冷应激时，交感神经刺激引发血管收缩，动静脉吻合关闭，血流放缓，皮肤减少散热，毛孔关闭，以维持体内温度；遭遇热应激时血管舒张，动静脉吻合开启，血流加速，皮肤增加散热，毛孔打开，排除体内热量[44]。

1.1.2.4　吸收功能

皮肤具有吸收外界物质的功能，主要通过角质层、皮脂腺、汗腺通道和毛囊进行吸收[45]。影响皮肤吸收功能的因素很多，皮肤的部位和结构、被吸收物质的性质和外界温湿度环境，都影响皮肤吸收的效率[46]。经皮吸收是皮肤局部药物治疗的理论依据[47]。

1.1.2.5　分泌/排泄功能

皮肤通过大、小汗腺的汗液分泌和皮脂腺的皮脂排泄来调控体温,此外这些腺体还具有排泄一定量的废物的作用[48]。大汗腺分泌液呈乳状,较普通汗腺黏稠,经细菌发酵后具有特殊的气味特征,在青春期后期或情绪激动时分泌增加。目前大汗腺生理功能尚不明确,可能类似动物的气味交流信号。小汗腺分泌的汗液 99% 为水分[49],还有 1% 的成分为钠盐、钾盐、尿素和乳酸[50],汗液分泌对于人体调节水分和电解质平衡至关重要。

皮脂腺主要分泌胆固醇酯、甘油三酯等脂类混合物[51],在表皮形成保护角质层的皮脂膜。

1.1.2.6　代谢功能

皮肤除了含有大量水分外,还储存了脂肪、蛋白质、糖和维生素等物质[52],并参与人体的新陈代谢[53]。

皮肤中的糖类包括多糖、黏多糖和葡萄糖,为皮肤细胞工作提供所需能量。皮肤中葡萄糖含量约为血糖的 2/3,以表皮层含糖量最高。糖尿病患者皮肤含糖量升高,易发生真菌和细菌感染[54]。

皮肤中的蛋白质主要包括纤维性和非纤维性蛋白质两种,角蛋白为最重要的纤维性蛋白质之一,主要由皮肤角质形成细胞和毛囊上皮细胞代谢产生[55]。

皮肤中的脂类一般指脂肪和类脂质两种,脂肪在皮下具有储存和释放能量功能,而类脂质是细胞膜的主要成分,以及某些生物活性物质的合成原料[56]。

皮肤还可存储大量水分和电解质,可以间接反映全身水、电解质情况的变化。

1.1.2.7　免疫功能

皮肤也是人体的重要防火墙,是全身免疫系统的重要组成部分。皮肤主要通过免疫分子和免疫细胞实现其免疫功能[57]。免疫分子包括:免疫球蛋白、细胞因子、神经肽和补体[58];免疫细胞主要包括:淋巴细胞、吞噬细胞、肥大细胞和朗格汉斯细胞[59]。皮肤免疫系统的启动和应答需要免疫分子和免疫细胞的联合参与[60]。

1.2　皮肤缺损覆盖与修复　◄◄◄

当皮肤遭受热力烧伤、化学烧伤、外力损伤、电烧伤和辐射损伤等外界因素损伤,或局部瘢痕、肿瘤癌变和慢性病等内在因素的侵害时,可导致皮肤的有序性和完整性受到破坏，皮肤软组织出现缺损，临床上也称为创面。严重的创面将导致皮肤屏障功能破坏，引起人体水、电解质的大量缺失，并造成酸碱失衡和免疫系统紊乱，甚至发生休克，危及生命。因此皮肤受损后的创面处理至关重要，正确的处理方式可加速创面修复和愈合，减少并发症，减轻后遗畸形，提高患者生存质量[61]。

创面的自我修复是一个复杂的过程，包括坏死、炎症反应、细胞增殖、细胞外基质形成、血管组织形成、创面收缩封闭和瘢痕形成[62]。2004 年中华医学会烧伤外科学分会组织专家对烧伤创面的深度分级标准"四度五分法"进行了论证和修订。四度五分法即由轻至重依次分为Ⅰ度、浅Ⅱ度、深Ⅱ度、Ⅲ度和Ⅳ度[61-64]。

(1)Ⅰ度：Ⅰ度烧伤一般仅伤及表皮层，临床表现为皮肤发红，局部疼痛明显，但无水疱。由于表皮层具有较强的再生能力，一般 5～7 天即可愈合，不留瘢痕。

(2)浅Ⅱ度：浅Ⅱ度伤及表皮层和部分真皮层，临床表现为皮肤红肿，有水疱，剧烈疼痛。由于创面仍残存生发层及皮肤附件，一般 1～2 周左右创面可自愈。

(3)深Ⅱ度：深Ⅱ度伤及真皮深层，已属于较严重损伤。临床表现为皮肤红白相间，痛觉迟钝，存在少量水疱和渗液。创面可依靠残存的上皮岛爬行修复，愈合期 3～4 周，但易发生感染和形成瘢痕。

(4)Ⅲ度：Ⅲ度烧伤已伤及全层皮肤，附属器也被破坏。临床表现为创面蜡白、焦黄，甚至形成黑色焦痂，痛觉消失，质地无弹性，干燥无渗液。一般来说如果创面面积超过 2cm×2cm，则难以自愈，即使愈合也会存在较严重的瘢痕增生和挛缩，影响皮肤功能和美观[65]。

(5)Ⅳ度：Ⅳ度烧伤深达深筋膜以下，甚至损伤骨、肌腱和神经等重要组织器官，需要进行皮瓣移植修复创面[66]。

以往的观点认为创面可以通过自体调控有序地自我修复，无须人为干预，直到 20 世纪 80 年代以后，人们才逐渐开始了解到创面修复是一个极其复杂的过程，且受很多因素的影响[67]，并认识到如果借助敷料或植皮等手段对创面进行干预，可以实现创面更快更好地愈合，而不是被动等待其自然修复。

创面处理的总体原则为：Ⅰ度或浅Ⅱ度创面，首先要保持创面清洁，减轻疼痛，原则是预防感染，促进自我愈合。对于深Ⅱ度创面，关键要清除坏死组织，其次是预防感染，促进愈合。如果创面位于功能部位，自行愈合可能导致瘢痕增生甚至畸形，严重影响外观与功能，则应尽早地切削痂，移植断层皮片尽早修复创面，以改善外观与功能。Ⅲ度创面，尽早清创切削痂、去除坏死组织和预防感染外，当创面大小超过自愈面积时应尽早植皮封闭创面。Ⅳ度烧伤往往需要皮瓣移植，覆盖损伤的组织器官[68]。

创面治疗的关键之一在于良好的覆盖。早在 4500 年前，人们就发现覆盖后的创面愈合效果要优于不覆盖的创面[69]。创面覆盖物也在不断地更新换代，从最早的树叶、树脂、马铃薯皮、动物皮毛和金箔等天然材料，到纱布、棉垫、油纱布和绷带等普通医用耗材，再到聚氨酯和硅橡胶等惰性化学合成材料，一直到如今的具有良好生物亲和性和可降解性能的壳聚糖和胶原等生物材料[70]。

创面覆盖物主要起短期封闭创面的作用，避免创面裸露，以及水电解质丢失和感染等并发症，为后期皮肤移植提供良好的创面基底床[71]。创面覆盖物主要用于：①Ⅰ度或浅Ⅱ度创面，覆盖后减轻疼痛，为创面自行愈合提供有利环境[72]；②当存在大面积深Ⅱ度或Ⅲ度创面，自体皮来源不足时，需要分期植皮，对暂未植皮的创面进行暂时性的覆盖和保护[73]；③当全身或创面情况较差，不宜立即植皮时，创面需要进行暂时性覆盖[74]。

理想的创面覆盖物不仅要满足保护创面、减轻疼痛和预防感染的需求，还应具有促进创面愈合，减轻色素沉着和瘢痕增生的功能[75]。目前临床上创面覆盖物主要分为天然覆盖物和人工合成覆盖物[76]。

1.2.1　天然创面覆盖物

1.2.1.1　异体皮

异体皮主要来源于尸体皮，在供体死后 6～8h 内进行取皮，再进行加工处理和低温保存，储存于皮库或组织库[77]。异体皮的主要作用是作为暂时性覆盖物来保护创面，在清洁的创面尽量延长使用至手术植皮，在创基较差的感染创面，可3～5 天更换一次，直至植皮。

异体皮是评价创面覆盖物效果的金标准，具有较理想的创面屏障功能，抵御外界感染；防止创面水分丢失和电解质失衡；同时活性异体皮释放细胞因子等活性肽，可显著促进创面愈合。异体皮存在的缺陷主要包括：具有免疫原性，覆盖2～3 周左右，可出现表皮脱落、甚至坏死等排斥反应；异体皮有携带病毒的风险；此外，价格昂贵，来源有限[78]。

1.2.1.2　异种皮

异种皮，即动物的皮肤组织，也是临床常见的创面覆盖物之一。相比于异体皮，异种皮来源广泛，成本低，但移植后免疫原性更强，易导致排斥反应。异种皮主要来自于猪、牛、羊等动物的皮肤组织[79]，其中猪皮因具有与人体皮肤相似的组织学结构和生理功能，应用最广泛，早在 1965 年，Bromberg 就使用小猪皮覆盖烧伤创面[80]。

异种皮又分为活性异种皮和非活性异种皮。活性异种皮制备简单，价格低廉，常用于微粒皮移植的覆盖物，一般在自体微粒皮移植前 1 天完成新鲜动物异种皮的制备，并在低温条件下保存备用。非活性异种皮则需经过冻干、戊二醛处理、甘油处理、Co^{60} 辐照或碘化处理等灭活手段去除异种皮中含有的可感染人体的病原体，降低免疫原性，并有利于更好的储存，随时应用于创面覆盖[81]。

1.2.1.3 天然衍生创面覆盖物

天然衍生创面覆盖物是指提取动物或植物机体组织的天然成分，经制备完全打破了原有组织的完整性，并去除一定的免疫原性，最终加工成特定的产品。常见的天然衍生创面覆盖物包括海藻酸盐覆盖物和胶原覆盖物[82]。

1）海藻酸盐覆盖物

海藻酸盐是一种提取自海水中褐藻的多糖，吸水性好，柔软易贴附，有助于吸收创面渗出物，并在创面表面形成一层凝胶物，控制水分流失，保持创面湿润。海藻酸盐含有的钙离子还具有止血功能。目前临床上已有相应产品，主要用于止血和创面覆盖等[83]。

2）胶原覆盖物

胶原是从牛、猪等动物体内分离提取的天然蛋白质，将提取的胶原制备成膜状、海绵状等创面覆盖物，具有良好的生物相容性、组织亲和性、低免疫原性及可降解性[84]，此外胶原来源广泛，易于大规模加工生产。海绵状胶原膜覆盖物具有良好的吸收渗液和止血功能，降解产物为氨基酸，有利于创面修复细胞的增殖生长。

1.2.2 人工合成创面覆盖物

随着化工技术的不断发展，人工合成创面覆盖物也得到了快速发展，按形状主要分为薄膜型、凝胶型和泡沫型覆盖物[85]。

1.2.2.1 薄膜型

薄膜型主要由聚氨酯或硅氧烷等材质的薄膜与脱敏医用胶制成，贴附于创面，可保持创面湿润，防止感染，吸附少量渗出物，主要用于静脉注射、导管置入部位及浅度烧伤等清洁创面的暂时覆盖[86]。特点是外观透明，易观察创面变化，多孔富有弹性，简单实用。

1.2.2.2 凝胶型

水凝胶是目前较先进的人工合成敷料之一，主要由含亲水性非常强的羧甲基纤维素钠颗粒的水胶体，与弹性体、增塑剂和低过敏医用胶构成，呈半透明膜状态[87]。水凝胶可吸收渗出物，形成凝胶状，有效地保持创面局部的湿润，也避免与创面黏附[88]。水凝胶主要用于浅度烧伤创面、慢性创面或腹腔镜手术等术后的伤口[89]。主要作用包括：①形成凝胶保护创面，避免神经末梢暴露，减轻疼痛；②良好的吸水性能，可以保持创面清洁[90]；③半透明外观，利于观察创面情况；④触感柔软，易贴附，使用方便，减少换药频率[91]。水凝胶创面覆盖物本身吸收渗出物能力有限，且成本较高，限制了其广泛应用[92]。

1.2.2.3　泡沫型

泡沫型具有高通孔率和较强的吸收渗液的能力，与负压封闭引流相结合，在临床上形成了一套应用广泛的技术，即负压封闭引流技术[93]。负压封闭引流技术被称为 VAC（Vacuum Assisted Closure）或 VSD（Vacuum Sealing Drainage），是一种借助于负压环境来处理各种复杂棘手创面的新方法。负压引流可充分引流，防止感染，促进肉芽组织生成，以达到加快创面愈合的目的[94]。1992 年，德国乌尔姆大学创伤外科的 Fleischman 博士率先使用了负压封闭引流技术治疗四肢软组织创面感染[95]，取得了显著效果，随后在医学界逐渐推广和应用。1994 年，负压封闭引流技术由我国裘华德教授引进国内[96]，被广泛应用于烧伤科、急诊外科、普外科、创伤骨科和整形外科等众多科室领域[97,98]。负压封闭引流的基本原理是将多孔泡沫型覆盖物覆盖于创面，用半透膜将创面及其周边正常皮肤覆盖密封，通过导管外接负压装置，使创面渗出物通过泡沫孔隙及其导管及时排出，保持创面清洁，预防感染；此外持续的负压还促进了创面局部血液循环及代谢，负压形成的机械牵引力刺激肉芽生长，最终加速创面愈合。

负压封闭引流技术已得到广泛使用，主要具有以下作用：①明显缩短治疗时间。裘华德[99]等收集了 100 例急性软组织损伤合并感染创面的临床病例，对比观察发现负压封闭引流较传统换药方式的创面清洁时间大大缩短。②减轻病人痛苦，降低医护人员工作量。负压封闭引流保持有效引流长达 1～2 周，换药次数明显减少，病人的痛苦和医护人员的工作量也得以减少。③降低感染风险。负压封闭引流形成了一个相对密闭的系统，能阻挡外界病原体侵入，有效地预防感染。④促进肉芽组织增生，为后续皮片或皮瓣移植准备良好的创面基底床。⑤可靠有效固定移植物并促进血管化，自体皮片移植或真皮替代物移植后联合应用负压封闭引流技术，不仅可有效固定，防止移位，而且可以明显促进血管化，提高移植存活率。当然，负压封闭引流也存在不少并发症：①新生肉芽组织可以长入海绵孔隙中，造成泡沫覆盖物揭除困难甚至部分覆盖物残留[100]。②在骨外露和肌腱外露创面使用存在争议，有报道称长期的负压吸引可能导致暴露的骨或肌腱干燥坏死[101]。

1.2.3　创面移植物

对于一些深Ⅱ度和Ⅲ度创面，创面愈合时间长且难以自愈，只能在短期保护浅度创面的暂时性覆盖物无法起到根本性治疗作用，因此需要寻求一种长期甚至永久的创面移植物来解决这一问题。目前临床上最常见的修复技术包括：皮片移植、皮瓣移植和组织工程皮肤相关产品移植三类[102]。

1.2.3.1　皮片移植

自体皮片移植术是修复深度创面的常用方法，临床上皮片按厚度分为刃厚皮片、中厚皮片和全厚皮片三类[103]。

刃厚皮片包括表皮及少量真皮，厚度为 0.15～0.3mm。主要取皮区域为头部、背部和大腿外侧等[104]。刃厚皮片特点是易存活，供皮区影响较小，但厚度较薄，耐磨性差，愈合后易挛缩，不适用于面部、手、足和关节等外观功能部位。中厚皮片，厚度 0.3～0.6mm，较刃厚皮片含更多真皮组织，主要取皮区域为头部、背部和大腿外侧等，特点是更耐磨，收缩较小，但供皮区愈合后可能产生瘢痕。全厚皮片，厚度大于 0.6mm，包括表皮和全部真皮。供皮区较少，主要用于面、颈、手掌、足底等小面积外观功能部位的创面修复。特点是收缩小，耐磨性好，肤色接近正常，但来源少，供皮区损伤较大，且较难存活，不适合用于血供较差的创面[105]。

临床上常用的皮片移植方式根据厚度分为：刃厚皮移植、中厚皮移植和全厚皮移植。根据形状和移植方式又可分为：大张皮片移植、网状皮移植、邮票状皮片移植、Meek 植皮、微粒皮移植、自体/异体小皮片混合移植和大张异体皮打洞嵌植小皮片自体皮移植等[106,107]。各种植皮方法对比如表 1-1 所列。

表 1-1　各种植皮方法对比

方法	特点	优点	缺点
大张皮片移植	整张皮片	大张皮片移植一般为中厚或全厚皮片，瘢痕挛缩小，愈合后利于外观和功能恢复	供区有限且损伤较大
网状皮移植	等间距网状皮移植，根据实际情况选择拉网比例	节约自体皮源，利于引流，存活率高	愈合后形成点状瘢痕，影响外观
邮票状皮片移植	边长 0.5～0.8cm 方形皮片相间一定距离移植	易存活，利于引流，供皮区域选择较多	愈合后条索状或片状瘢痕增生，外观与功能较差
Meek 植皮	采用 Meek 植皮机切取的小型皮片，按一定扩展比例移植	采用机器代替手工小皮片移植，半机械化，操作简单，用于封闭特大面积的深度创面，植皮效率较高	愈合后皮片间隙可形成瘢痕
微粒皮移植	将皮片剪成碎末微粒，漂浮后以大张异体皮等为载体覆盖移植受皮区	节约自体皮源，扩展比例可达 10～20 倍，常用于大面积深度创面	移植存活率影响因素较多，愈合后瘢痕增生
自体/异体小皮片混合移植	自体小皮片和异体小皮片相间混合移植用	扩大自体皮覆盖面积，减少裸露创面，提高移植存活率，常用于较大面积深度创面，尤其是污染或感染较重的创面	操作较复杂，耗时长，异体皮来源有限
大张异体皮打洞嵌植小片自体皮移植	将大张异体皮打洞，孔径约 0.5cm，间距约 1cm，移植后在孔洞中嵌入自体小皮片	自体皮扩展比例可达 10 倍，移植存活率较高，主要用于大面积的Ⅲ度烧伤创面	愈合后瘢痕形成，操作较繁琐，异体皮来源有限

1.2.3.2 皮瓣移植

皮瓣是具有血液供应的复合皮肤组织，深度可达皮下脂肪组织。皮瓣在临床应用过程中发展出的种类繁多，但其特点是与断层皮片移植相比，不仅组织含量多，包含皮肤附属器，还保留了现有的血供。皮瓣移植主要用于血管、神经、骨和肌腱等组织器官外露创面的修复[108]，以及存在大量软组织缺损不适合皮片移植创面的修复，愈合后可获得更好的外观和功能效果[109]。

术前皮瓣的供区选择要求严格，特别是面部创面修复，力求皮肤质地和色泽接近受瓣区，且受区要求血供条件好，移植安全方便，避免不必要的延迟或转移过程[110]。术中精细操作，剥离层次明确，彻底止血，同时避免蒂部伸拉和扭转。术后观察血供是否正常，避免感染和出血。常见的皮瓣移植并发症有：皮瓣循环障碍坏死、感染、血肿、皮瓣移位或撕脱等[111,112]。

皮瓣移植不可避免地会对供瓣区造成深度损伤，常需进行皮片移植来修复供区，对机体损伤代价较大。因此，除了合理的选择供瓣区和皮瓣设计，还需尽可能减少对供瓣区外观和功能的影响。

1.2.3.3 组织工程皮肤移植

自体皮片或皮瓣移植是创面修复的传统方法[113]，但来源有限、对供区造成瘢痕性损伤等不足始终无法避免。为了解决上述难题，皮肤组织工程技术的研究与应用成为研究者与临床医生关注的热点。

组织工程技术是 20 世纪后期组织器官修复和替代的重大技术革新[114]。皮肤缺损的修复是最早涉及组织工程技术的领域，也是组织工程技术成功应用于临床发展最集中和最快速的领域[115]。

皮肤组织工程技术是指将皮肤种子细胞经体外培养扩增后，接种到可降解的生物支架材料内部，在体外构建形成细胞-材料组织工程复合体的皮肤替代物，再将其移植到创面。随着生物支架在体内的逐渐降解和吸收，植入的细胞不断增殖最终形成类似于正常皮肤组织的结构[116]。皮肤组织工程包括种子细胞、支架和生长因子三个基本要素。目前皮肤组织工程构建的途径包括体内构建、体外构建以及原位构建三种[117]。

理想的皮肤组织工程通过构建一种皮肤替代物，能快速修复创面并能完整地重建皮肤组织的结构和功能，包含毛囊和腺体等附属器，以及神经、血管及淋巴等系统，使其具有正常皮肤的外观和功能[118]。皮肤组织工程技术并非一蹴而就，而是一个仍在不断探索和发展的多学科技术。

1.3 皮肤组织工程支架材料与技术的发展及应用 ◀◀◀

皮肤组织工程技术的不断发展和应用，为创面修复和重建提供了新的视角，具有广阔的研究和临床应用前景，以及巨大的社会和市场价值。近年来，皮肤组织工程的临床研究和应用已取得了显著的进步，诸多皮肤组织工程产品也不断涌现。按其结构不同，组织工程皮肤主要包括表皮替代物、真皮替代物和复合皮替代物[119]。

1.3.1 组织工程表皮

组织工程表皮又叫表皮替代物，是将小块皮肤组织经酶消化等方法分离表皮细胞，体外培养扩增后形成表皮细胞膜片[120]。表皮细胞培养、扩增是皮肤组织工程学中最基础也是最关键的技术之一。1975 年，Rheinwald 和 Green 首次成功地培养了人体表皮细胞，并用于深度烧伤创面修复[121]。随着表皮细胞培养技术在国内外的不断普及和发展，目前在临床上应用的表皮替代物类型种类繁多，包括自体表皮替代物[122]、异体表皮替代物[123]、自/异体表皮细胞混合膜片[124,125]、接种于载体的自体表皮细胞膜片[126]、表皮干细胞膜片[127]等。此外，表皮细胞膜片技术商品化也得到了发展，如美国 Genzyme 公司的 Epicel®[128]。

面对皮源极度缺乏的特大面积深度创面问题，表皮替代物的确提供了一种可行的解决方式[129]。然而单纯表皮细胞膜片移植存活率尚不稳定，波动在 10%～80% 之间，造成失败的原因包括感染、创基差和培养技术不娴熟等，当然也与表皮细胞膜片的结构和功能不完善有关。此外，表皮细胞体外培养扩增技术条件要求高、时间长，难以根据创面情况及时应用于临床。由于缺乏真皮层，表皮细胞移植后机械耐磨性不足，易起水疱和破溃，后期创面挛缩较大，从而影响外观与功能[130]。

除了表皮细胞膜片技术外，表皮细胞悬液移植是表皮替代物的另一种形式。通过机械或化学方法，从小块皮肤组织中分离表皮细胞，并把这些细胞悬液移植到创面。表皮细胞悬液移植被广泛应用于烧伤、美容和整形等领域的创面修复，并取得一定效果。然而目前仍存在分化不受控和不易固定等诸多问题，需进一步深入研究[131,132]。

1.3.2 组织工程真皮

组织工程真皮又叫真皮替代物，或真皮支架，或真皮修复材料等，是创面修复和重建发展过程中里程碑式的产物。相比表皮替代物，真皮替代物仿生天然真皮结构，能够引导真皮组织再生，从而减少创面愈合后的瘢痕挛缩，提高了创面愈合后皮肤柔软质地和耐磨性[133]，对创面外观和功能的修复具有显著的意义。随着技术的发展，目前部分真皮替代物中加入了活性成纤维细胞，可促进表皮细胞增殖和分化，并诱导基底膜形成[134]。

当创面受损深度达到真皮组织时，其愈合周期和难度都大大的增加。真皮替代物能够替代和修复真皮缺损组织，为细胞和血管的生长和爬行提供了"真皮模板"的支架结构[135]，引导机体形成类真皮组织，一定程度上恢复真皮组织的连续性和完整性，减少了瘢痕增生和挛缩，从而提高创面愈合速度，改善愈合效果。一般真皮替代物主要分为天然真皮替代物与人工合成真皮替代物[136]。

1.3.2.1　天然真皮替代物

天然真皮替代物指采用物理、化学或生物的方法，去除异体或异种皮肤中可能引起免疫原性的细胞和组织[137]，保留较完整的真皮胶原基质的支架结构，获得脱细胞真皮基质（Acellular dermal matrix，ADM）。根据取材来源不同主要分为脱细胞异体真皮和脱细胞异种真皮。

早期使用新鲜的异体皮或异种皮仅作为一种烧伤创面的临时覆盖物，避免创面裸露，预防感染，促进上皮化。但宿主很快会识别出异体皮或异种皮的外源性抗原，产生排斥反应。随着脱细胞技术的发展，免疫原性的问题得到了解决。大量研究表明，通过物理方法（冻融法、机械振荡法、压力法、电穿孔法等）、化学方法（表面活性剂、高渗低渗溶液、酸碱溶液、醇类等）和生物方法（酶类、螯合剂等）等脱细胞技术[138]，可以有效去除细胞及细胞碎片，保留材料超微支架结构，制备出免疫原性低、组织相容性好，且具有天然真皮基质结构的脱细胞异体真皮基质。相关产品见表 1-2。

表 1-2　国内外脱细胞真皮基质产品

产品	组成	制造商
Alloderm	人类尸体脱细胞真皮	美国 Life Cell
AlloMax	人类尸体脱细胞真皮（胶原+弹性蛋白）	美国 Bard
DermaMatrix	人类尸体脱细胞真皮	美国 Synthes CMF
EZ Derm	猪脱细胞真皮	美国 Brennen Medical
Glyaderm	人类尸体脱细胞真皮	荷兰欧洲皮肤库
Graftjacket	人类尸体脱细胞真皮	美国 Wright Technology
Oasis（burn matrix）	猪小肠黏膜下层脱细胞胶原基质	美国 Cook Biotech
桀亚脱细胞异体真皮	人类尸体脱细胞真皮	北京桀亚莱福
优创异种脱细胞真皮基质敷料	猪脱细胞真皮	江苏优创生物

　　另外以脱细胞真皮为基础的复合材料也成为一个热门的探索研究方向。上海长海医院夏照帆院士团队先后研制了一系列具有自主产权的真皮替代物,主要包括:来源于异体(种)皮的微孔化 ADM、活性成纤维细胞修饰的真皮基质以及胶原改性的脱细胞羊膜基质[139],具有良好的生物相容性,在结构和功能上与人体天然真皮更为接近。在成功研制并仿生修饰真皮替代物的基础上,制定了个体化的真皮替代物复合移植方案,在临床上有效地解决了特大面积深度烧伤创面迁延不愈、瘢痕挛缩畸形和巨大腹壁缺损等疑难问题。

　　1)脱细胞异体真皮

　　脱细胞异体真皮主要来源于尸体皮,具有外观平整、组成结构接近、移植成活率高、愈合创面质地软、收缩率低和瘢痕轻等优点。但是脱细胞异体真皮由于涉及病毒传染风险、伦理问题、社会观念、来源有限和价格昂贵等因素,在临床使用中受到限制[140],其中皮源不足和来源不稳定是制约脱细胞异体真皮发展的主要因素[141]。

　　2)脱细胞异种真皮

　　脱细胞异种真皮,以猪皮最常见,相比脱细胞异体真皮,其来源更为广泛,且产品性能更为稳定,无社会伦理问题。但一些临床报道显示脱细胞异种真皮也存在一些不足[142]:①支架贯通性差,血管化慢,存活率较低;②体内降解缓慢,影响新生组织的及时取代;③局部仍存在一定的免疫炎症反应;④生物亲和性低,不利于细胞的黏附生长等。大量研究显示,脱细胞异种真皮移植后,修复效果不如脱细胞异体真皮[143]。因此,脱细胞异种真皮的免疫原性需要进一步严格控制,以保证材料的安全性,同时还需提高其血管化速率并解决其降解缓慢的问题。肖仕初等[144]将异种脱细胞真皮进行微孔化处理,明显改善了真皮替代物的贯通性。二次手术时移植网状皮或邮票皮,植皮存活率显著提高。

1.3.2.2　人工合成真皮替代物

　　人工合成真皮替代物是采用生物活性高和可降解的天然高分子(如胶原、葡聚糖和透明质酸)或合成高分子(如聚羟基乙酸和聚乳酸)等制备而成的真皮支架[145]。人工合成真皮替代物一般为双层结构,上层为医用硅胶层等材料,其具有防水、阻菌和提供力学强度等功能;下层为胶原等可降解支架材料,植入创面后成纤维细胞和毛细血管细胞逐渐从创面基底和周边组织长入下层支架层,而支架则不断降解并被新生组织替代,2~3周的时间实现创面血管化;随后去掉上层,并在血管化的支架上移植自体刃厚皮片,从而完成创面的最终覆盖。由于真皮支架具有类似于真皮的三维贯通多孔结构,能促进真皮生长,可有效抑制瘢痕增生或挛缩,因而创面修复后色泽和弹性质地良好。另外,植皮所需仅为较薄的刃厚皮片，供皮区创伤小，能相对较快地自行愈合[146]。

人工合成真皮替代物是目前能用于大面积真皮再生修复的代表性产品，广泛应用于瘢痕整复[147]、烧伤[148]、肌腱外露[149]、骨外露[150]、溃疡[151]、头皮缺损[152]等创面的修复及重建，备受青睐。1996 年，美国 Integra Life Science 公司开发了一种由 I 型胶原-硫酸软骨素海绵和硅橡胶薄膜组成的 Integra® 双层人工真皮，通过美国 FDA 认证，在深 II 和III度等深度烧伤治疗中得到广泛的临床应用。随后有各种人工真皮的研究和报道[153]。2017 年 8 月，由深圳齐康医疗器械有限公司研发的 Lando® 双层人工真皮获得国家批准，成为国内首个按"植入材料与人工器官"管理分类批准的人工合成真皮产品，临床试验结果证实植皮存活率、术后瘢痕评价和远期临床效果优于进口对照组。人工合成真皮替代物产品见表 1-3。

表 1-3　人工合成真皮替代物

产品	组成	制造商
Lando	上层为医用硅胶层，下层为去端肽牛跟腱 I 型胶原蛋白+硫酸软骨素	深圳齐康医疗
Integra	上层为硅胶层，下层为牛胶原+硫酸软骨素	美国 Integra Life Science
Pelnac	上层为加强型的硅胶膜，下层为猪腱提取的无末端胶原	日本郡是
Biobrane	上层为硅胶膜，下层为浸染猪皮胶原的尼龙网	美国 UDL Laboratories
Matriderm	牛胶原蛋白+弹性蛋白	德国 Medskin solution
Nevelia	上层为聚酯织物加强的硅胶膜，下层为 I 型牛胶原蛋白	法国 Symatese
Terudermis	上层为聚酯网硅酮，下层为小牛胶原	日本 Terumo
Renoskin	牛胶原蛋白+硫酸软骨素	法国 Symatese

真皮替代物用于创面修复时根据手术过程可分一步法和两步法。以 Integra® 为例，两步法通常是在 I 期手术时移植于创面，2～3 周血管化后再揭去硅胶膜，II 期手术移植自体刃厚皮。两步法是目前人工合成真皮替代物最常用的使用方法，这种方法的优点是，真皮重建一旦成功，移植自体刃厚皮的成活率非常高，缺点是需要进行 2 次手术，修复时间长，有发生感染等并发症的风险。相比两步法，一步法是植入单层真皮基质后，直接进行自体刃厚皮移植，无需 2～3 周的血管化周期[154]，但一步法的前提是创基血供良好。这种方法操作简单，避免二次手术，能够缩短住院周期，减少患者费用。但不足的是适用范围较窄，且真皮基质血管化不充分而发生刃厚皮片坏死的风险较大[155]。

此外，真皮替代物常与负压引流联合使用，可减少积液和血肿形成，预防感染，提高真皮替代物的存活率。但负压引流是否扮演了促进创面血管化的角色，目前尚存在争议[156]。

人工合成真皮替代物具有诸多优点，主要包括：①可精确控制材料的组成结构、理化性能、降解性能；②免疫原性低，安全性高；③供区损伤小；④较好的美学效果和功能修复；⑤来源广泛，可批量生产；⑥较长的货架期，利于运输和储存；⑦手术操作简单快捷；⑧能在暴露的骨和肌腱上血管化等[157]。当然人工合成真皮替代物本身不具备抗菌性能，因此，在临床应用时，需遵循无菌操作，使用前彻底清创，以防止创面感染，影响植皮存活率。

除异体或异种脱细胞真皮基质、人工真皮外，还有一类含细胞真皮支架，又称活性真皮替代物[158]。代表性的产品如美国的 Dermagraft®产品。该产品采集培养新生儿包皮成纤维细胞，再将其种植于高分子聚合物材质支架中，这些成纤维细胞分泌出胶原、蛋白多糖、生长因子和纤维连接蛋白等活性物质[159]，这些活性物质将有助于加速血管化，最终形成由成纤维细胞、细胞外基质和支架复合而成的人工真皮。临床上含细胞真皮支架结合自体皮片移植，可实现 14 天左右快速封闭创面。但也存在缺点：成纤维细胞附着的支架膜厚度受培养条件的限制，厚度太厚可能导致细胞分布不均；另外，这类产品适用范围较窄，货架期有限。

1.3.3　组织工程复合皮肤

更符合临床需求的组织工程皮肤应是包含表皮层和真皮层的复合皮肤替代物，具有正常皮肤的解剖结构和生理功能[160]。1995 年，美国 Organogenesis 公司开发的含细胞双层皮肤替代物 Apligraf®，首先在牛胶原凝胶中加入新生儿成纤维细胞，形成细胞胶原凝胶，再冻干合成支架膜材料，然后在其表面接种新生儿表皮角质形成细胞进行培养，最终形成含有表皮层和真皮层的组织工程皮肤。移植存活率接近 100%，移植 2 周后血管化形成，4 周后表皮细胞分化良好。可用于治疗糖尿病性溃疡和静脉性溃疡，还可用于治疗外伤性撕裂和光化性紫癜等[161]。

目前国内已上市的组织工程真皮替代物产品只有陕西艾尔肤组织工程有限公司的安体肤®，表皮层由人表皮细胞构成，真皮层由人成纤维细胞和牛胶原蛋白构成，适用于深 II 度烧伤创面和不超过 20cm^2 的 III 度烧伤创面[163,164]。近年来的研究围绕提高力学强度、复合生长因子促进细胞增殖等方向不断探索，然而，目前大部分组织工程复合皮肤研究尚处于动物实验阶段[165]。

目前，这种复合皮肤替代物应用于烧伤创面的修复仍有较多问题：①无皮肤附属器，皮肤愈合后功能完整性欠缺；②培养细胞后渗透性差，移植后供血不足，影响存活率[166]；③培养周期长，且难以储存。针对这些皮肤附属器问题，人们尝试采用混合人毛囊隆突细胞和毛乳头细胞来构建带附属器的皮肤组织工程替代物，动物试验中成功修复了裸鼠全层皮肤缺损创面，并发现了毛囊样结构[167]。针对移植成功率不高问题，Black 等[168]认为组织工程皮肤替代物设计上缺乏血管结构，移植早期不能及时建立良好的血运，导致存活率低。目前，促进组织工程皮肤血管化研究主要涉及以下几条路线[169]：①体外预血管化：即在体外构建含血管网结构的组织工程皮肤，如将内皮细胞、成肌细胞或成纤维细胞移植入支架后进行共培养，构建出带有类似血管网结构的组织工程皮肤，移植后可明显缩短血管化时间[170]。②体内预血管化：是通过将组织预先植入正常机体内，在移植组织内建立新的血管脉管系统，待形成初期血管网之后再取出进行移植[171]。③联合各种调控因子：掺入血管内皮生长因子、肝细胞生长因子和碱性成纤维细胞生长因子等，促进血管形成[172]。④转基因方法：将表皮角化细胞或成纤维细胞转染gHRE-CMV 等基因，进而利于血管生成[173]。肖仕初等[174]构建了一种能自动捕获外周血中内皮祖细胞，加速血管化的新型皮肤替代物，将成纤维细胞转染gHRE-CMV 基因，其分泌一种低氧反应元件调控的基质细胞衍生因子(SDF-1α)，然后将转基因的成纤维细胞和表皮细胞分别培养到真皮支架两面形成三明治式皮肤替代物，血管化更佳[174]。

此外，除了细胞胶原凝胶方法外，脱细胞真皮基质和人工合成真皮支架上也可直接种植表皮细胞和成纤维细胞，经体外培养形成活性组织工程皮肤[175]。

1.3.4　皮肤组织工程展望

皮肤组织工程经历了 30 余年的发展，开展了大量探索和研究，且已有一批产品问世并成功用于临床，但是目前在临床上尚未得到广泛推广和应用[176]。究其原因，除了加工技术成熟度低外，其移植成活率低、制备周期长、不易储存运输和成本高昂等因素都限制了应用[177]。皮肤组织工程产品的改进和产业化的一些重要环节仍需要完善，如延长产品保质期、优化种子细胞选择、提高抗感染能力、加速血管化、重建皮肤附属器、进一步改善远期抗挛缩能力等[178]。

皮肤组织工程的远期目标在于：能够简单、快捷且低成本地生产出仿生表皮层和真皮层双层结构的永久皮肤替代物，并移植有黑色素细胞和朗格汉斯细胞等重要功能细胞[179]。此外，还能够构建出含有汗腺、毛囊及皮脂腺等各种皮肤附属器的皮肤替代物，实现创面在形态结构和功能上的完整修复和重建[180]。

参 考 文 献

[1] Jean L. Bolognia, Joseph L, et al. Dermatology[M]. New York: Saunders, 2012.

[2] 任玉芳. 人体的外衣——皮肤[J]. 人人健康, 1998(4): 7.

[3] 田瑞东. 一个结节性硬化症家系的分子遗传学分析[D]. 武汉: 华中科技大学, 2009.

[4] 王钰, 夏照帆. 永久性皮肤替代物的现行模式和发展方向[J]. 中华创伤杂志, 2006, 22(2): 95-97.

[5] 黄永睿. 卡拉胶/琼脂糖复合海绵的制备及对巨噬细胞的免疫调控活性[D]. 广州: 暨南大学, 2017.

[6] 胡滨. 中医药文献检索[M]. 上海: 上海科学技术出版社, 2006.

[7] Schenk P. Melanocytes, Langerhans and Merkel cells in oral epithelium[J]. Acta Otolaryngol, 1975, 80(3-4): 301-311.

[8] 方林森, 余又新. 表皮干细胞研究进展[J]. 蚌埠医学院学报, 2005, 30(2): 181-183.

[9] 孙碧浓. 寻常型银屑病的观察及护理[J]. 工企医刊, 2008, 21(6): 68-69.

[10] Silver F H, Freeman J W, Devore D. Viscoelastic properties of human skin and processed dermis[J]. Skin Research and Technology, 2001, 7(1): 18-23.

[11] 何黎. 修复皮肤屏障——皮肤病治疗的第三次革命[J]. 皮肤科学通报, 2017(4): 377-378.

[12] Schneiderman P I, Grossman M E. A Clinician's Guide to Dermatologic Differential Diagnosis[J]. Postgraduate Medicine, 2006, 55(1): 85-95.

[13] 董丽, 马绍英, 赵亚平, 等. 无细胞真皮支架与同种细胞相容性的动态观察[J]. 中国组织工程研究, 2008(27): 5262-5266.

[14] 陈明. 实用皮肤组织病理学彩色图谱[M]. 广州: 广东科技出版社. 1994.

[15] Ushiki T. Collagen fibers, reticular fibers and elastic fibers. A comprehensive understanding from a morphological viewpoint[J]. Archives of Histology & Cytology, 2002, 65(2): 109.

[16] 吴江声. 皮下组织的结构和功能[J]. 生物学通报, 1988(7): 15-17.

[17] Bradbury S. CHAPTER 6–THE CONNECTIVE TISSUES[J]. Hewers Textbook of Histology for Medical Students, 1973, 290(1): 65-81.

[18] 杨小林, 席焕久, 温有锋, 裴林国, 杨永利. 人类毛发的形态学研究及法医学意义[J]. 解剖科学进展, 2011, 17(01): 86-89.

[19] 林森, 王嵩, 李新枝, 等. 神经营养因子与毛囊相互作用的研究进展[J]. 四川解剖学杂志, 2006, 14(4): 49-50.

[20] 张玉妥, 医学微生物学和微生物检验实验指导[M]. 北京: 人民卫生出版社, 2009.

[21] 胡国胜. 皮脂的异常及其防治新进展[J]. 中国化妆品, 2003(4): 77-80.

[22] 陶克. 人胎儿皮脂腺细胞和汗腺细胞的体外分离培养和人胎儿表皮干细胞向毛囊、皮脂腺和汗腺诱导分化的初步研究[D]. 西安: 第四军医大学, 2005.

[23] 黄剑媚, 杨飞飞, 熊立军, 等. 腋窝横纹小切口腋臭根治术治疗腋臭 85 例效果观察[J]. 福建医药杂志, 2012, 34(3): 142-143.

[24] 孙跃. 小切口大汗腺清除术治疗腋臭的并发症分析[D]. 大连: 大连医科大学, 2010.

[25] 雷霞. 人外泌汗腺上皮细胞的生物学特性及体外重建汗腺的实验研究[D]. 重庆: 第三军医大学, 2006.

[26] 祁广殷, 赵福元. 指(趾)甲痕的检验[J]. 刑事技术, 1985(4): 11-13.

[27] 蒋和生, 周继雍, 赵永年. 指(趾)甲石蜡切片技术[J]. 川北医学院学报, 1996(4): 68.

[28] 宁艳洁. 皮肤保养"大法"[J]. 中国药店, 2013(6): 80-81.

[29] 甘自俊. 人类表皮细胞在免疫系统中的地位及其作用[J]. 现代免疫学, 1987(4).

[30] Takada M, Hattori S. Presence of fenestrated capillaries in the skin[J]. Anatomical Record Advances in Integrative Anatomy & Evolutionary Biology, 2010, 173(2): 213-219.

[31] Ryan T J. Distinguishing lymphatics from blood vessels in normal and diseased skin.[J]. Lymphology, 1987, 20(4): 179.

[32] 张毅. 肌肉的张力与力量之美[J]. 当代体育科技, 2012, 2(5): 10-11.

[33] 刘里远, 潘娟, 张慧, 等. 皮肤经络的形态学基础及其立毛肌-交感轴突反射传递机制[J]. 针刺研究, 2002, 27(4): 262-269.

[34] 洪洋. 医用物理学实验[M]. 北京: 科学出版社, 2009.

[35] 张家驹. 皮肤感受器[J]. 生物学通报, 1986(4): 25-28.

[36] 费文敏. 寻常型银屑病皮肤及甲襞微循环灌注变化分析[D]. 合肥: 安徽医科大学, 2018.

[37] Riviere J E. Dermal Absorption Models in Toxicology and Pharmacology [M], Boca Raton: CRC, 2006.

[38] 张书婷, 杨春俊, 杨森. 皮肤屏障影响因素的研究进展[J]. 中国美容医学, 2016, 25(12): 110-112.

[39] 刘贞富. 皮肤性病学分册[M]. 北京: 中国医药科技出, 2006.

[40] 禹继敏. 护理人员对老年患者皮肤评估方法的探讨[J]. 中国现代药物应用, 2012, 06(19): 107-108.

[41] 曾瑞曦, 张毅, 郭栋, 等. 选择性脊神经后根切断术对下肢感觉功能的近期影响[J]. 中华显微外科杂志, 2014(6).

[42] 张涛. 脑血管意外患者的病情观察提示[J]. 中华医学实践杂志, 2005.

[43] 杨永录. 体温调节神经通路的研究进展[J]. 医学研究杂志, 2017, 46(1): 1-4.

[44] 王吉耀. 内科临床病例分析:双语学习[M]. 北京: 人民卫生出版社, 2005.

[45] 张仲源, 徐莉. 透皮药物体内吸收的另一条途径[J]. 中医外治杂志, 2005(1).

[46] Sokkar T Z N, Kabeel M A, Ramadan W A. The color of absorbing scattering fibers having skin-core structure[J]. Journal of Applied Polymer Science, 2010, 45(4): 723-729.

[47] 胡雪红, 朱全刚, 刘继勇. 药物经皮吸收的物理和代谢及免疫屏障机制研究[C]//中国药理学会第九次全国会员代表大会暨全国药理学术会议论文集[C]. 中国药理学会, 2007: 1.

[48] 刘鹏. 活体状态下人脸皮肤力学性能实验研究[D]. 天津: 天津大学, 2017.

[49] 林轶群. 糖尿病合并慢性肾衰竭中医门诊临床数据研究[D]. 北京: 北京中医药大学, 2017.

[50] 朱璐璐. 高温高湿环境对大鼠汗腺影响的实验研究[D]. 广州: 广州中医药大学, 2017.

[51] 杨双瑞. 清舒消痤汤治疗女性迟发型痤疮的临床观察[D]. 昆明: 云南中医学院, 2014.

[52] 赵贵荣. 脐带间充质干细胞及其来源外泌体修复皮肤损伤的机制研究[D]. 长春: 吉林大学, 2016.

[53] Basketter D A. Skin sensitization to cinnamic alcohol: the role of skin metabolism[J]. Acta Derm Venereol, 1992, 72(4): 264-265.

[54] Bailey P J. THE METABOLISM OF GLUCOSE IN SKIN MAINTAINED IN TISSUE CULTURE[J]. British Journal of Dermatology, 2010, 85(3): 264-271.

[55] 刘奇, 吕家驹. 外科及药物治疗学[M]. 北京: 人民卫生出版社, 2006.

[56] 崔乐, 高莹, 张高磊, 等. 皮肤屏障结构脂质研究进展-脂质代谢相关酶[J]. 中国皮肤性病学杂志, 2016(9): 964-967.

[57] 陈洪铎, 高兴华, 李萍. 皮肤免疫系统研究进展[C]//中华医学会第十次全国皮肤性病学术会议. 2002.

[58] 张俊. 白介素 30 用于银屑病治疗及其功能的研究[D]. 北京: 中国农业大学, 2015.

[59] 任海涛. 胎儿皮肤免疫细胞表面标志和神经肽 P 物质的表达及意义[D]. 重庆: 重庆医科大学, 2004.

[60] Bos J D, Kapsenberg M L. The skin immune system: progress in cutaneous biology[J]. Immunology Today, 1993, 14(2): 75.

[61] 夏照帆. 烧伤外科学高级教程[M]. 北京: 人民军医出版社, 2014.

[62] 张郑, 张汝敏. 血管内皮生长因子对皮肤创面修复的影响[J]. 齐鲁医学杂志, 2009, 24(5): 466-470.

[63] 梁勇才. 中国烧伤大全[M]. 北京: 学苑出版社, 1993.

[64] 程士德. 程士德中医学基础讲稿[M]. 北京: 人民卫生出版社, 2008.

[65] 李兵, 赵贤忠, 孙记燕, 等. 皮肤再生复原技术治疗面部烧伤的回顾分析[J]. 中国烧伤创疡杂志, 2010, 22(6): 428-433.

[66] 夏照帆. 烧伤外科学高级教程[M]. 北京: 人民军医出版社, 2014.

[67] 徐庆连, 李兴照. 创面修复的一些思考[J]. 中华损伤与修复杂志(电子版), 2018(2).

[68] 葛绳德, 夏照帆. 临床烧伤外科学[M]. 北京: 金盾出版社, 2006.

[69] 贾赤宇, 陈璧. 创面敷料的研究进展[J]. 中华整形外科杂志, 1998, 28(4): 300-302.

[70] Weller C, Sussman G. Wound Dressings Update[J]. Journal of Pharmacy Practice & Research, 2006, 36(4): 318-324.

[71] 陆显斌, 梁振潮, 刘克龙, 等. 烧伤创面覆盖物的临床应用现状[J]. 右江民族医学院学报, 2006, 28(1): 121-122.

[72] 宋中林. 吸水敷料在儿童浅 II 度烫伤创面的应用[J]. 交通医学, 2015, 29(5): 521-522.

[73] 陈璧. 深度烧伤修复方法与提高生存质量[C]//全国烧伤外科学术会议. 2004.

[74] 陈召伟, 张福奎. 削痂后延期植皮治疗不良体质烧伤患者III度创面[J]. 中华烧伤杂志, 2005, 21(2): 143-143.

[75] 张倩. 山东省立医院烧伤住院儿童流行病学调查: 2006-2012[D]. 济南: 山东大学, 2014.

[76] Carver N, Leigh I M. Synthetic dressings[J]. International Journal of Dermatology, 2010, 31(1): 10-18.

[77] 马元章, 杨顺江. 烧伤创面覆盖物[J]. 中华整形烧伤外科杂志, 1986(02): 137-139.

[78] 曹启栋. 异体皮移植在大面积三度烧伤治疗中存在的问题与对策[J]. 医学与哲学(A), 2004, 25(9): 42-43.

[79] 高欣. 丝素海绵生物敷料的性能及其修复兔全层皮肤缺损的实验研究[D]. 杭州: 浙江大学动物科学学院, 2008.

[80] Bromberg B E, Song I C, Mohn M P. THE USE OF PIG SKIN AS A TEMPORARY BIOLOGICAL DRESSING[J]. Plastic & Reconstructive Surgery, 1965, 36(1): 80.

[81] 肖仕初, 夏照帆, 刘旺, 等. 异种无细胞真皮活性复合皮的制备[J]. 中国组织工程研究, 2000, 4(12): 1844-1845.

[82] 葛芸伶. 生物材料在新型医用敷料中的应用[J]. 明胶科学与技术, 2016(2): 65-69.

[83] Percival S L, Will S, Sara L, et al. The antimicrobial efficacy of a silver alginate dressing against a broad spectrum of clinically relevant wound isolates[J]. International Wound Journal, 2011, 8(3): 237-243.

[84] 董阳. 天然高分子复合膜及皮肤支架载药系统的应用基础研究[D]. 沈阳: 沈阳药科大学, 2010.

[85] Kaletsch B. Foam-gel film and gel film in trauma surgery[J]. Unfallchirurgie, 1986, 12(4): 204-207.

[86] Kaiser D, Hafner J, Mayer D, et al. Alginate dressing and polyurethane film versus paraffin gauze in the treatment of split-thickness skin graft donor sites:, a randomized controlled pilot study[J]. Advances in Skin & Wound Care, 2013, 26(2): 67-73.

[87] 潘晓芬. 康惠尔透明贴联合 50%硫酸镁湿热敷治疗奥沙利铂外渗的效果[J]. 海峡药学, 2008, 8: 124-125.

[88] 陈伟敏, 管咏梅. 新生儿先天性心脏病术后延迟关胸的切口护理[J]. 现代临床护理, 2018(2): 57-59.

[89] Yusof N, Hafiza A H A, Zohdi R M, et al. Development of honey hydrogel dressing for enhanced wound healing[J]. Radiation Physics & Chemistry, 2007, 76(11): 1767-1770.

[90] 张明洁, 牛梅. 透明贴治疗皮下注射垂体后叶素致淤斑和硬结的效果观察[J]. 中华全科医学, 2013(8).

[91] 包宏静. 水胶体敷料联合藻酸盐治疗儿童小面积Ⅱ烫伤创面的体会[J]. 医学信息, 2015(15): 236-236.

[92] 廖尚贵, 金全宝, 陈绍东, 等. 聚丙烯酰胺水凝胶注射大阴唇增大术[C]//医用聚丙烯酰胺水凝胶. 2002.

[93] 陈玉丽. 新型泡沫敷料在创面临床应用中的研究现状[J]. 保健文汇, 2017(11).

[94] 徐庆连, 李兴照. 创面修复的一些思考[J]. 中华损伤与修复杂志(电子版), 2018, 13(2): 85-87.

[95] Fleischmann W, Becker U, Bischoff M, et al. Vacuum sealing: indication, technique, and results[J]. European Journal of Orthopaedic Surgery & Traumatology, 1995, 5(1): 37-40.

[96] 裘华德, 王彦峰. 负压封闭引流技术介绍[J]. 中国实用外科杂志, 1998(4): 233-234.

[97] 孙占全. 负压封闭引流技术(VSD)在四肢创伤中的应用观察[J]. 当代医学, 2014(16): 91-92.

[98] 廖学琴. 会阴部植皮术后应用 PU 型与 PVA 型负压闭式引流疗效比较[J]. 四川医学, 2014(9): 1204-1205.

[99] 王彦峰, 裘华德. 负压封闭引流治疗严重急性软组织损伤合并感染创面[J]. 中华创伤杂志, 1998, 14(4): 254-255.

[100] 张治家, 刘洁, 宁官森, 等. 脉冲液体封闭负压引流在糖尿病足中的应用[J]. 中华全科医学, 2012, 10(11): 1734-1735.

[101] 李国瑞. 负压封闭引流对兔颅骨外露创面愈合影响的实验研究[D]. 西安: 第四军医大学, 2014.

[102] Song D, Liu J, Li Y, et al. Comparison of the effect of artificial derma combined with autologous split-thick skin grafting and autologous skin flap transplantation in repairing deep burn in hand[J]. Infection Inflammation Repair, 2017.

[103] 古梓颖. 扩张后胸三角薄皮瓣修复面颈部瘢痕切除后创面[D]. 南宁: 广西医科大学, 2018.

[104] 代涛. 多种手术方法修复儿童巨大黑色素痣的临床研究[D]. 郑州: 郑州大学, 2017.

[105] 夏照帆. 烧伤外科学高级教程[M]. 北京: 人民军医出版社, 2014.

[106] 贾道锋, 马兵, 任宇, 等. 烧伤外科住院医师规范化培训中临床思维能力培养初探[J]. 医学教育研究与实践, 2010, 18(3): 618-621.

[107] 徐建军, 林才. 微型皮片移植方法在大面积深度烧伤中的应用[J]. 中华损伤与修复杂志(电子版), 2011, 06(1): 111-117.

[108] 张继锋. 游离股前外侧皮瓣修复下肢远端皮肤缺损[D]. 长春: 吉林大学, 2008.

[109] 庞水发, 常湘珍, 张方晨, 等. 皮瓣移植临床应用应坚持原则[J]. 中华显微外科杂志, 2010, 33(1): 1-2.

[110] 张绪生, 冯光珍, 薛小东. 严重皮肤软组织缺损的皮瓣修复[J]. 兰州大学学报(医学版), 1995(4): 234-235.

[111] 卢庆才. 足内侧动脉肌皮瓣转移治疗足跟病变 8 例[J]. 广西医科大学学报, 2000, 17(2).

[112] 吴敏, 汤黎明, 戚仕涛. 皮瓣移植术后血循环障碍的早期诊断方法[C]//中华医学会医学工程分会第六次学术年会, 2002.

[113] 韩春茂, 石海飞, 王新刚, 等. 复合血管生成素的人工真皮一步法复合移植实验研究[C]//全国烧伤救治专题研讨会, 2009.

[114] Kohara H, Tabata Y. Review: Tissue Engineering Technology to Enhance Cell Recruitment for Regeneration Therapy[J]. Journal of Medical & Biological Engineering, 2010, 30(5): 267-276.

[115] Chua A W, Khoo Y C, Tan B K, et al. Skin tissue engineering advances in severe burns: review and therapeutic applications[J]. Burns & Trauma, 2016, 4(1): 3.

[116] 张志雄, 胡帼颖, 温叶飞, 等. 组织工程技术的发展现状及趋势(四)——组织构建与支撑技术[J]. 透析与人工器官, 2009, 20(4): 25-31.

[117] 张明乐, 黄向华, 李雅钗, 等. 原位与体内构建小鼠组织工程阴道的实验研究[J]. 实用妇产科杂志, 2013, 29(4): 277-281.

[118] 韩焱福, 柴家科. 脐带间充质干细胞在组织工程皮肤构建中的应用[C]//全军生物医药博士后论坛, 2009.

[119] 顾华, 何黎. 生物工程设计的人类皮肤替代物研究进展[J]. 国际皮肤性病学杂志, 2004, 30(3): 155-157.

[120] 郝文丽, 张平, 吴训伟. 组织工程皮肤的现状和展望[J]. 北京生物医学工程, 2016, 35(1): 94-99.

[121] 丁思思. 丝素蛋白纳米纤维和人角质形成细胞在皮肤组织工程中的运用[D]. 苏州: 苏州大学, 2014.

[122] 陈才远, 毕庆霞, 王海燕, 等. 组织工程化表皮膜片移植中厚皮供区预防瘢痕增生30例[J]. 中华医学美学美容杂志, 2006, 12(5): 298-299.

[123] 刘锡麟, 李芳. 体外培养同种异体表皮细胞及其在烧伤创面的应用[J]. 广东医学, 1997(9): 591-592.

[124] 钟展芳, 朱家源, 朱斌, 等. 人自体一异体表皮细胞混合培养及临床应用[J]. 广州医学院学报, 2004, 32(1): 49-51.

[125] 杨旅军, 张明君, 谢思田, 等. 自体与异体细胞混合构建的活性皮肤替代物修复隐性营养不良型大疱性表皮松解症患者手部瘢痕挛缩一例[J]. 中华皮肤科杂志, 2018, 51(4): 251-255.

[126] 徐林海, 焦向阳. 以胶原海绵为载体培养的人表皮细胞移植[J]. 中国修复重建外科杂志, 2001, 15(2): 118-121.

[127] 代涛. 自体表皮干细胞膜片修复巨痣切削术后创面缺损[D]. 洛阳: 河南科技大学, 2012.

[128] Shores J T, Gabriel A, Gupta S. Skin substitutes and alternatives: a review[J]. Advances in Skin & Wound Care, 2007, 20(1): 509-10.

[129] 夏照帆. 永久性皮肤替代物研究进展和现状[J]. 解放军医学杂志, 2003, 28(5): 389-391.

[130] 王晓静, 王国伟, 惠光艳, 等. 组织工程化皮肤: 从形态和功能安全替代的前景[J]. 中国组织工程研究, 2017, 21(16): 2600-2605.

[131] 余泮熹, 蔡景龙. ReCell(R)细胞自体体外再生技术研究进展[J]. 中华医学杂志, 2015, 95(12): 955-957.

[132] 田宝祥, 樊华, 刘凤彬, 等. 组织工程皮肤的生物学特性及其临床应用评价[J]. 中国组织工程研究, 2010, 14(2): 337-340.

[133] 胡安根. 几种生物敷料在临床烧伤中的应用评价[J]. 中国组织工程研究, 2009, 13(25): 4955-4958.

[134] 王钰, 夏照帆. 永久性皮肤替代物的现行模式和发展方向[J]. 中华创伤杂志, 2006(2): 95-97.

[135] Livesey S A, Herndon D N, Hollyoak M A, et al. Transplanted acellular allograft dermal matrix. Potential as a template for the reconstruction of viable dermis[J]. Transplantation, 1995, 60(1): 1-9.

[136] 刘涛. 可缓释生物活性蛋白的无细胞组织工程真皮的构建研究[D]. 西安: 第四军医大学, 2006.

[137] 尹小朋, 许慧芬, 何惠宇. 三种去抗原异种松质骨材料生物相容性的比较[J]. 中国组织工程研究, 2013, 17(29): 5275-5281.

[138] 赵宇, 于淼, 等. 脱细胞技术及其在组织工程中的应用研究进展[J]. 中国修复重建外科杂志, 2013, 27(8): 950-954.

[139] 夏照帆, 肖仕初, 杨珺, 等. 混合表皮细胞与脱细胞真皮基质构建复合皮的移植和转归研究[J]. 解放军医学杂志, 2003, 28(5): 402-403.

[140] 柯昌能, 刘坡, 陈杰明, 等. 脱细胞同种异体真皮与自体刃厚皮复合移植烧伤功能部位修复创面[J]. 中国组织工程研究, 2015, 19(29): 4652-4656.

[141] 李东杰, 宋慧锋, 贾晓明, 等. 脱细胞异体真皮基质修复烧伤后不稳定性瘢痕的临床应用及病理学观察[J]. 中国修复重建外科杂志, 2010(6): 653-656.

[142] 陈荟, 郭泾, 等. 猪脱细胞基质矿化支架材料的生物相容性及降解特性[J]. 山东大学学报(医学版), 2013(5): 48-53.

[143] 付小兵, 吴志谷. 现代创伤敷料理论与实践[M]. 北京: 化学工业出版社, 2007.

[144] 高长有, 王登勇, 袁骏, 等. 胶原基人工真皮替代物的材料与结构设计[J]. 生物医学工程学杂志, 2002, 19(1): 127-131.

[145] 肖仕初, 杨珺, 夏照帆, 等. 一种新型的无细胞真皮替代物的研制及移植试验[J]. 上海医学, 2003, 26(8): 560-562.

[146] 陈彬, 梁国荣, 首家保, 等. 人工真皮复合自体刃厚皮片修复全层皮肤缺损创面的临床研究[J]. 中国美容医学杂志, 2012, 21(2): 208-210.

[147] Dantzer E, Braye F M. Reconstructive surgery using an artificial dermis(Integra®): results with 39 grafts[J]. British journal of plastic surgery, 2001, 54(8): 659-664.

[148] 邹京宁, 陈玉林, 董肇杨, 等. Integra 人工皮在烧伤创面的应用[J]. 第二军医大学学报, 1998, 19(z1): 116.

[149] Shores J T, Hiersche M, Gabriel A, et al. Tendon coverage using an artificial skin substitute[J]. Journal of Plastic, Reconstructive and Aesthetic Surgery, 2012, 65(11): 1544-1550.

[150] 弓辰, 唐洪泰, 王光毅, 等. 国产人工真皮移植结合自体皮移植修复骨质肌腱外露创面的疗效评价[J]. 中华损伤与修复杂志(电子版), 2016, 11(1): 34-39.

[151] Canonico S, Campitiello F, Corte A D, et al. The use of a dermal substitute and thin skin grafts in the cure of "complex" leg ulcers[J]. Dermatologic Surgery, 2009, 35: 195-200.

[152] Koenen W, Goerdt S, Faulhaber J. Removal of the outer table of the skull for reconstruction of full-thickness scalp defects with a dermal regeneration template[J]. Dermatologic Surgery, 2008, 34(3): 357-363.

[153] 瞿剑. 蚕丝"织"皮肤有望取代自体皮移植[J]. 企业科技与发展, 2004(12): 49.

[154] Park C, Marks M W, Defranzo A J, et al. One stage integra and skin grafting of full-thickness human wounds[J]. Burns, 2006, 33(1): S34-S34.

[155] 韩春茂, 王新刚. 组织工程皮肤与创面再生性修复[J]. 中华烧伤杂志, 2013, 29(2): 122-125.

[156] 邵华伟, 王新刚, 有传刚, 等. 负压伤口疗法促进真皮替代物血管化的研究进展[J]. 中华烧伤杂志, 2017, 33(8): 523-525.

[157] 付小兵. 创伤、烧伤与再生医学[M]. 北京: 人民卫生出版社, 2014.

[158] 《中国组织工程研究与临床康复》杂志社学术部. 让昨天告诉今天:组织工程皮肤产品研究的学术与技术进展[J]. 中国组织工程研究与临床康复, 2009(11): 2011-2012.

[159] 张喜梅, 郭筱秋, 刘慧雯. 组织工程化皮肤的研究进展[J]. 国际生物医学工程杂志, 2004, 27(1): 41-44.

[160] 夏照帆, 肖仕初. 皮肤组织工程学的发展与展望——长海医院烧伤中心 20 年的历程[C]//全国烧伤救治专题研讨会, 2009.

[161] 贾赤宇. 进一步理性看待皮肤替代物[J]. 中华损伤与修复杂志(电子版), 2013, 8(2): 4-6.

[162] 杨维, 崔占峰. 组织工程皮肤发展现状[J]. 中国科学: 生命科学, 2015, 45(5): 460-470.

[163] 刘亚玲, 金岩, 胡大海, 等. 组织工程全层活性皮肤在深度烧伤创面的临床应用[J]. 第四军医大学学报, 2004, 25: 224-228.

[164] 聂鑫, 柴家科, 金岩, 等. 组织工程皮肤用于皮肤慢性溃疡创面[J]. 临床研究生物医学工程与临床, 2006, 10: 342-345.

[165] Xiao S, Zhu S, Ma B, et al. A New System for Cultivation of Human Keratinocytes on Acellular Dermal Matrix Substitute with the Use of Human Fibroblast Feeder Layer[J]. Cells Tissues Organs, 2008, 187(2): 123-130.

[166] 王洪瑾, 李毅. 复合皮的临床应用与展望[J]. 医学综述, 2010, 16(10): 1546-1547.

[167] 王洪涛, 陈璧, 汤朝武, 等. 用毛囊隆突细胞构建复合皮的实验观察[J]. 中华烧伤杂志, 2007, 23(3): 222-224.

[168] Black A F, Berthod F, L'Heureux N, et al. In vitro reconstruction of a human capillary-like network in a tissue-engineered skin equivalent.[J]. Faseb Journal Official Publication of the Federation of American Societies for Experimental Biology, 1998, 12(13): 1331.

[169] 韩小强. 组织工程化皮肤的血管构建[J]. 中国组织工程研究, 2009, 13(37): 7354-7357.

[170] 余艳妮. 装载经 RGD 修饰的 VEGF165 和 Ang-1 双基因共表达腺病毒载体的丝素多孔支架及其促血管化作用[D]. 苏州: 苏州大学, 2015.

[171] 吴仕和, 徐迎新, 宋旭华, 等. 聚乳酸/聚羟基乙酸共聚物网管支架体外预血管化及体内植入的实验研究[J]. 中国修复重建外科杂志, 2006(2). 181-184.

[172] 郑幸龙, 向俊西, 李建辉, 等. 工程组织及器官的血管化: 研究现状与应用进程[J]. 中国组织工程研究, 2014, 18(15): 2427-2433.

[173] 蔡第心. 促红素对比粒细胞集落刺激因子联合辛伐他汀促进组织工程皮肤血管化的实验研究[D]. 昆明: 昆明医科大学, 2013.

[174] 肖仕初, 纪世召, 夏照帆, 等. 自动捕获内皮祖细胞促进血管化的皮肤替代物及其构建方法: CN, CN 101985052 B[P]. 2013.

[175] 汪海轮. 异种脱细胞真皮基质微粒皮肤的构建及其相关实验研究[D]. 西安: 第四军医大学, 2008.

[176] 田晓红, 柏树令, 敖强, 等. 中国医科大学组织工程学教学的回顾与展望[J]. 解剖学杂志, 2016, 39(6): 768-769.

[177] 陆新, 韩春茂. 组织工程皮肤的缺陷与对策[J]. 医学研究生学报, 2005, 18(1): 74-76.

[178] 杨维, 崔占峰. 组织工程皮肤发展现状[J]. 中国科学: 生命科学, 2015, 45(5): 460-470.

[179] 王晓静, 王国伟, 惠光艳, 等. 组织工程化皮肤: 从形态和功能安全替代的前景[J]. 中国组织工程研究, 2017(16): 2600-2605.

[180] Chaudhari A A, Vig K, Baganizi D R, et al. Future Prospects for Scaffolding Methods and Biomaterials in Skin Tissue Engineering: A Review[J]. International Journal of Molecular Sciences, 2016, 17(12): 1974.

第2章

人工真皮修复材料概述

人工真皮修复材料为皮肤缺损创面修复提供了新的选择，是创面修复领域发展过程中里程碑式的技术。国内外文献中人工真皮修复材料又称为人工真皮、人工真皮基质、人工皮肤、组织工程真皮和人工真皮替代物等，其所表达的内涵因结构、材料、制备方法等各有不同，然而其本质均是采用天然高分子和(或)合成高分子制备而成，通过修复、替代缺损的真皮组织，引导真皮组织再生，从而完成创面修复并恢复其外观与功能，如 Lando®人工真皮、Integra®人工真皮等。该类产品已广泛应用于烧伤、创伤、手外、瘢痕整复、慢创和皮肤肿瘤等领域的创面修复及重建。本书以首个国产人工真皮产品(Lando®)为对象，系统总结人工真皮修复材料的各项性能研究及临床应用。

2.1 人工真皮简介 ◀◀◀

Lando®双层人工真皮修复材料(国械注准 20173461356)，本书以后章节简称"双层人工真皮"，产品分类属于植入器械与人工器官。双层人工真皮采用仿生学的思路设计，成分和结构与人体自然皮肤接近，既能迅速封闭创面、减少感染，又能促进真皮再生，显著减少挛缩和瘢痕形成，恢复皮肤弹性和肢体活动功能。产品适用于深度烧伤、外伤性全层皮肤缺损、整形外科手术中非感染创面的真皮层缺损修复与重建。

双层人工真皮具备以下性能：①阻菌性能，防止感染；②控制水分流失；③适宜的力学强度，满足临床手术操作要求；④良好的生物相容性和降解性，降解周期与创面修复速率相适宜；⑤能促进真皮再生，并减少瘢痕和挛缩。关于产品性能、生物相容性评价、生物安全性、灭菌工艺，以及临床前动物试验等内容具体见第3章。

双层人工真皮的多中心、单盲、随机、平行对照的临床试验由中国工程院院士、海军军医大学长海医院夏照帆院士牵头完成。结果表明该产品安全性和创面修复效果良好。术后 3 个月温哥华瘢痕量表评价和植皮存活率均优于进口产品，且结果存在统计学显著性差异。术后 2~3 年的随访结果表明，双层人工真皮的远期临床效果稳定，相对进口产品优势更加明显，统计学结果存在显著性差异。

产品优点：

(1) 成分和结构与人体自然皮肤接近，能引导细胞和血管的长入，实现真皮组织有序再生和永久性重建；

(2) 显著抑制瘢痕生长，减少皮肤挛缩形成，有助于恢复皮肤弹性和肢体活动功能；

(3) 可直接覆盖暴露的骨及肌腱，实现快速血管化并防止肌腱粘连；

(4) 更薄的自体皮移植，实现供皮区的创伤最小化；

(5) 可替代部分皮瓣或全厚皮移植，大幅度简化手术操作。

2.1.1 材料构成、结构与适应证

双层人工真皮采用仿生学的思路设计，是一种具有双层结构的创面修复材料，上层为医用硅橡胶半透膜，下层为牛跟腱胶原-硫酸软骨素支架。双层人工真皮上层具有优异的力学性能，可满足临床手术缝合需求，其水蒸气透过率更接近人体皮肤水蒸气透过率，具有适宜的保湿性能，可以有效地控制创面水分流失，也可起到隔菌的作用。双层人工真皮下层为多孔支架结构，可以有序地引导细胞和新生组织的长入，防止瘢痕形成。此外，下层降解速率与真皮再生速率适宜，既为新生组织提供力学支撑，又不会因降解过快而丧失支架模板的功能，能起到减轻瘢痕挛缩的作用。其结构见图 2-1 和图 2-2。

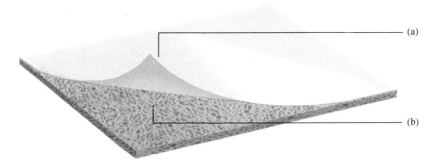

图 2-1 双层人工真皮结构示意图

(a) 上层为医用硅橡胶膜，起到控制水分流失、透气、阻菌以及提供力学支撑的作用；

(b) 下层为胶原-硫酸软骨素真皮支架，起到提供模板，引导真皮有序再生的作用

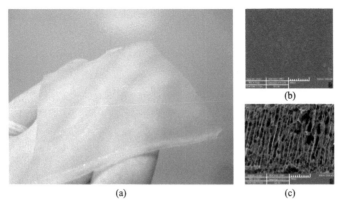

图 2-2 双层人工真皮产品结构图

(a)产品实物图；(b)上层呈纳米孔结构；(c)下层为贯通多孔结构

　　双层人工真皮与异体真皮和异种真皮的组成、结构功能及适应证等基本参数对比如表 2-1 所列。

表 2-1　双层人工真皮、脱细胞异体真皮、脱细胞异种真皮三种真皮替代物对比表

	双层人工真皮	脱细胞异体真皮	脱细胞异种真皮
组成	上层：医用硅橡胶 下层：去端肽牛跟腱Ⅰ型胶原-硫酸软骨素支架	同种异体皮	异种异体皮
结构及功能	上层：保护创面，控制水分流失，防止感染； 下层：为细胞浸润及毛细血管的生长提供支架	单层：为细胞浸润及毛细血管的生长提供支架	单层：为细胞浸润及毛细血管的生长提供支架
适应证	适用于深度烧伤、外伤性全层皮肤缺损、整形外科手术中非感染创面的真皮层缺损修复与重建	适用于人体真皮损缺的替代和修复(不包括面部除皱)	适用于真皮缺损的替代和修复治疗：(1)创伤、手术后的真皮缺损；(2)肉芽创面；(3)深Ⅱ度、Ⅲ度烧伤等

2.1.2　作用机理

　　双层人工真皮的作用机理为：双层人工真皮修复材料植入创面后，上层具有防水、阻菌、控制水分流失等保护创面的功能；成纤维细胞和血管内皮细胞从创面基底和周边组织长入下层胶原海绵支架层，在 2～3 周内血管化；随后去掉上层，并在血管化的胶原海绵支架层上移植自体刃厚皮片从而完成创面的最终覆盖；胶原海绵支架逐渐降解并最终被新生的类真皮组织所代替。由于胶原海绵支架具有类似于真皮的三维多孔结构，不仅能促进真皮生长，而且可以有效地抑制瘢痕增生或挛缩，因而创面修复后色泽、质地良好。同时，从供皮区所取刃厚皮片较薄，供皮区创伤较小，能相对较快地自行愈合。产品修复过程具体见图 2-3。

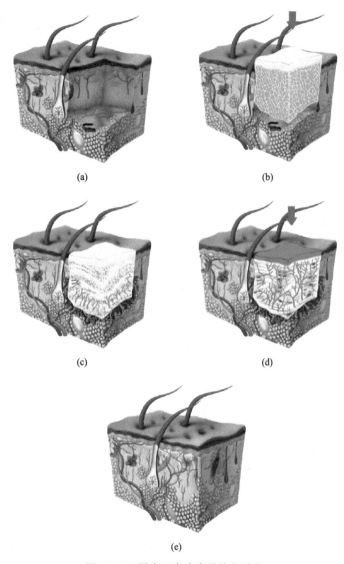

(a) (b)

(c) (d)

(e)

图 2-3 双层人工真皮产品修复过程

(a) 真皮缺损；(b) 双层人工真皮植入到缺损部位；(c) 成纤维细胞和血管内皮细胞从创面基底和周边组织长入支架，形成支架-新生毛细血管-细胞的复合体；(d) 2～3 周后移植自体刃厚皮(0.15～0.25mm)；(e) 下层支架逐渐降解并被新生真皮组织所替代

　　人工真皮在创面愈合过程中，除了引导真皮有序再生，对抑制瘢痕形成也有显著的作用。研究表明，在创面愈合过程中，肌成纤维细胞高度定向增殖且密集连接，合成的胶原纤维也高度定向排列，导致瘢痕形成。人工真皮植入后，肌成纤维细胞被分隔并散布在支架的孔中，合成的胶原纤维亦无序排列，类似于正常的真皮组织。人工真皮使得创面修复符合正常的真皮再生方式，从而抑制了挛缩

及瘢痕形成。人工真皮抑制瘢痕形成的理论示意图见图 2-4[1]。

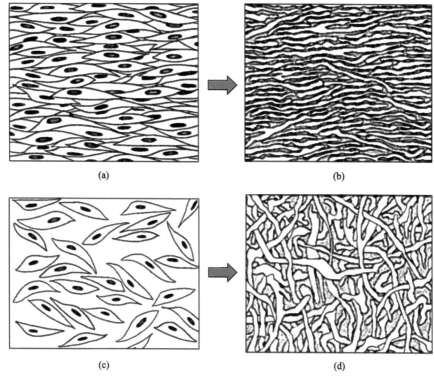

图 2-4　人工真皮抑制瘢痕形成的机理示意图[1]

(a)未经治疗的收缩创面，肌成纤维细胞定向排列，密集增殖，瘢痕形成(b)；(c)移植人工真皮创面，
肌成纤维细胞被支架分隔，无序排列，类似于正常真皮结构(d)

　　人工真皮在骨外露、肌腱外露和关节外露创面的应用已早有研究，并取得了令人满意的临床效果[2]，但对人工真皮在这些创面的作用机理研究并不多。Lee 等[3]给出了人工真皮在骨外露、关节外露、肌腱外露创面的修复机理，见图 2-5。人工真皮移植于骨外露创面时，通过生长支架的作用引导骨面(纵向)及其周围软组织(横向)的细胞及血管长入胶原真皮支架层内，通过这种持续的血管侵入过程使得其自身充分血管化，形成类真皮组织，最后通过移植刃厚皮覆盖新生真皮层达到封闭创面的目的。事实上，与自体皮片或者皮瓣不同，人工真皮是一种无细胞的产品，无须依赖于吸附血液或密切接触建立血供来保证自身存活，这种"对血供的非依赖性"使得人工真皮可以等待足够长的时间以完成自身血管化，这种特性使得我们可以考虑将其应用于血供较差的创面如骨外露、肌腱外露或其他慢性创面上，通过复合植皮的方法封闭创面，从而规避了直接使用皮瓣或者皮片的坏死风险。

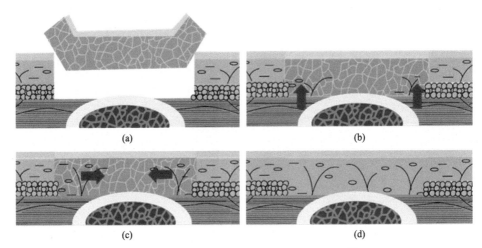

图 2-5　人工真皮在骨外露创面的作用机理[3]

(a)人工真皮移植在骨外露创面上；(b)血管从外露骨周围软组织长入人工真皮；(c)血管从人工真皮已血管化的部分继续向外露骨上方的人工真皮长入，直至人工真皮完全血管化；(d)移植刃厚皮覆盖新生真皮

此外，Koga 等[4]讨论了骨外露创面上，骨膜的存在对创面愈合的影响。Koga 认为，骨膜在骨外露创面上发挥着非常关键的作用。骨膜由两层组成，下层为形成层，包含血管，上层为纤维层。虽然骨膜非常薄，但形成层内存在血管网络，可以提供良好的血液循环以加速创面愈合。在骨膜缺失的骨外露上，由于成纤维细胞和血管仅能从伤口周边迁移，生长缓慢，延长了人工真皮支架血管化时间。因此，在临床报道中，我们常见到医生在骨外露创面植人工真皮前，会对骨膜进行皮质钻孔、开槽或打磨至渗血。杨力等[5]在颅骨外板间隔钻孔后，移植人工真皮，借助真皮胶原支架结构，诱导来自创面基底和周围组织的微血管和细胞成分长入，形成类真皮组织，短时间内使全部骨外露创面被类真皮组织所覆盖，随后通过移植自体断层薄皮片修复创面，创面愈合时间大大缩短。

人工真皮应用于肌腱外露创面，除能覆盖肌腱外露，促进创面愈合外，在一定程度上具有防止肌腱粘连的作用。众所周知，肌腱愈合包括内源性愈合和外源性愈合，其中外源性愈合通过周围肉芽组织和血管的长入来营养肌腱，外源性愈合的过程就是肌腱粘连的过程；而内源性愈合则是由滑液提供营养，肌腱表面的纤维细胞通过自身增殖促进肌腱的愈合，不会形成肌腱粘连[6]。因此，减少肌腱的外源性愈合，有利于防止肌腱粘连。人工真皮通过的早期物理屏障隔离作用防止肌腱外源性愈合：外源性愈合的高峰期(2 周左右出现)要早于内源性愈合高峰期，人工真皮能在此时间发挥其屏障作用，为内源性愈合提供优良的微环境，促进内源性愈合。此外，人工真皮支架与肌腱外膜的基质成分相同，在肌腱和周围组织之间形成一个生物相容性良好的界面，在肌腱愈合过程中提供屏障保护。

Shores 等[7]指出，传统的皮瓣移植对于防止肌腱粘连效果甚微。人工真皮产品覆盖到肌腱上，在后期形成类肌腱旁组织，不会影响肌腱功能及肌腱修复。人工真皮作为减少肌腱粘连，允许有良好的活动度和提供一个令人满意结果的产品，是修复肌腱外露创面的良好选择。

2.2　适应证和禁忌证的探讨　◀◀◀

　　双层人工真皮属于直接与人体接触的医疗器械，适用于深度烧伤、外伤性全层皮肤缺损、整形外科手术中非感染创面的真皮层缺损修复与重建。大量临床研究表明，双层人工真皮能够提供即时的创面覆盖，引导真皮组织再生，降解速率与真皮再生修复过程相匹配，在治疗烧冻伤、外伤性全层皮肤缺损、瘢痕整复等创面的外观恢复和功能重建的远期效果上具有明显的优势，在慢性创面、骨/肌腱外露创面以及肿瘤、蛇伤等原因所致创面的治疗中也有显著的疗效。双层人工真皮在各种类型创面的应用详见第 4 章至第 11 章。

　　双层人工真皮本身不具备抗菌作用，在使用前首先需保证创面处于非感染状态，其次术前应对创面进行充分止血、消毒，尽可能清除坏死组织。如果止血不充分，血液可能会进入到产品中，进而可能发生凝血导致材料失效。而坏死组织的存在，会妨碍产品与创基构建血运联系，导致人工真皮不能正常血管化甚至手术失败。使用时，需根据创面大小将产品剪成合适大小，过大会影响创基边缘皮肤的正常环境，不利于成纤维细胞从创基边缘往创基中心迁移，过小则不能完全覆盖创面，未覆盖部分容易产生瘢痕。产品缝合后，上面用油纱布覆盖后用加压包扎法固定或采用负压引流护创材料套装固定后引流。

　　另外，应用在关节部位时应注意固定好关节，不可弯曲，关节腔开放的创面应慎用。对于骨外露、肌腱外露创面，第一次使用该产品后，如创面还不适合植皮，可再次使用产品直至骨或肌腱完全被血管化的人工真皮所覆盖。

　　双层人工真皮的禁忌证包括：严重感染和清创后仍有坏死组织残留的创面；恶性肿瘤晚期或放疗后形成的顽固性深度创面；对胶原和硫酸软骨素有过敏反应的患者创面。对于严重感染和清创后仍有坏死组织残留的创面，必须彻底清创、控制感染，并充分止血后才能移植人工真皮。对于恶性肿瘤晚期或放射治疗后形成的顽固性深度创面，不建议使用人工真皮。对于对胶原和硫酸软骨素有过敏反应的患者，不可使用人工真皮。对于关节液渗出、关节腔或骨髓腔外露的创面需慎用。关节液渗出，可导致人工真皮贴附不紧密；关节腔暴露，增加了感染风险，人工真皮存活率低甚至无法存活，故应慎重使用。

参 考 文 献

[1] Yannas I V, Tzeranis D S, So P T C. Regeneration of injured skin and peripheral nerves requires control of wound contraction, not scar formation[J]. Wound Repair and Regeneration, 2017, 25(2): 177-191.

[2] Chen X, Chen H, Zhang G. Management of wounds with exposed bone structures using an artificial dermis and skin grafting technique[J]. Journal of Plastic Reconstructive & Aesthetic Surgery, 2010, 63(6): 69-75.

[3] Lee L F, Porch J V, Spenler W, et al. Integra in lower extremity reconstruction after burn injury[J]. Plastic & Reconstructive Surgery, 2008, 121(4): 1256-1262.

[4] Koga Y, Komuro Y, Yamato M, et al. Recovery course of full-thickness skin defects with exposed bone: an evaluation by a quantitative examination of new blood vessels[J]. Journal of Surgical Research, 2007, 137(1): 30-37.

[5] 杨力, 陈欣. 应用人工真皮与自体刃厚皮移植修复全颅骨外露一例[J]. 中华损伤与修复杂志: 电子版, 2014, 9(4): 85-85.

[6] 查朱青, 赵治伟. Ⅰ型牛胶原蛋白生物膜防止肌腱修复术后粘连的实验研究[J]. 中医正骨, 2017, 29(9): 23-27.

[7] Shores J T, Gabriel A, Gupta S, et al. Tendon coverage using an artificial skin substitute[J]. Journal of plastic, reconstructive & aesthetic surgery: JPRAS, 2012, 65(11): 1544-1550.

第 3 章

人工真皮修复材料的性能研究

3.1 概述

本章概述了双层人工真皮产品关键理化性能研究、生物相容性评价研究、免疫安全性研究、灭菌工艺研究，以及临床前动物试验研究等内容。

关键理化性能的研究包括水蒸气透过率、力学性能、孔结构、降解性能等，双层人工真皮的理化性能与临床需求相匹配。生物相容性评价研究包括细胞相容性、急性全身毒性、遗传毒性、热原反应、遗传毒性等多项试验，结果表明，双层人工真皮具有良好的生物相容性，没有观察到不良反应，符合临床使用要求。免疫安全性研究从免疫原性体外研究、动物试验研究和临床免疫指标观察等方面进行了评价，结果证实双层人工真皮具有良好的生物安全性。本产品选择高能电子束作为灭菌方式，并对灭菌工艺进行了验证。结果表明，双层人工真皮对选定的灭菌工艺具有良好的耐受性，且能达到无菌保证水平（SAL=10^{-6}）。临床前动物试验研究包括产品在兔子体内降解研究和在猪体内降解性能及功效性研究。动物试验证明，双层人工真皮与美国 Integra® 人工真皮的降解性能相当，用于急性全层皮肤缺损的修复时，能有效控制创面挛缩，改善创面愈合的外观和功能，为临床试验研究的开展提供了基本的安全性和有效性支持。

3.2 关键理化性能研究

双层人工真皮的设计目标是用于真皮层缺损的修复与重建，如 III 度烧伤、外伤性全层皮肤缺损及整形外科手术等非感染创面。为满足临床需求，产品应具备良好的临床功能和理化性能，其对应关系可以见表 3-1。双层人工真皮的上层为植入级医用级硅橡胶半透膜，起到控制水分流失、透气、阻菌以及提供力学支撑的作用；下层为胶原-硫酸软骨素复合材料，经静电吸附共沉淀、冷冻干燥、多步骤交联制备，具备良好的孔结构和适宜的降解周期，能够有效引导真皮再生，减少远期瘢痕形成和挛缩。本小节对双层人工真皮的水蒸气透过率、力学性能、孔结构、降解性能等关键理化性能进行了总结。

表 3-1　双层人工真皮修复材料临床功能需求和理化性能要求的对应关系表

临床功能需求	理化性能要求
①阻菌性能，防止感染； ②防止创面水分大量流失； ③具备临床可操作性，如缝合、取放等； ④能促进真皮再生； ⑤具有远期外观和功能恢复效果	产品上层应具备：①阻菌性能；②具备适宜的水蒸气透过率，控制水分流失；③良好的力学性能 产品下层应具备：①良好的孔结构，引导细胞和毛细血管长入；②适宜的降解周期，与创面修复速率相当

3.2.1　上层理化性能研究

3.2.1.1　水蒸气透过率

深度皮肤缺损创面往往伴随着大量的水分流失。如果人工真皮的水蒸气透过率过高，将导致人工真皮或创面大量水分流失，人工真皮无法起到保护创面的作用。如果人工真皮的水蒸气透过率过低，人工真皮/创基界面处会产生积液，导致水肿，人工真皮与创基之间的界面接触也会被削弱[1]。

最优的水蒸气透过率应该接近人体正常皮肤水平。但是，不同文献对人体皮肤正常水蒸气透过率的报道有一定的差异性。Spruit 等[2]报道人体皮肤正常水蒸气透过率大概为 $0.5\mathrm{mg}\cdot\mathrm{cm}^{-2}\cdot\mathrm{h}^{-1}$，而王等[3]报道人体正常皮肤的水分蒸发量为 $(18.48\pm5.02)\mathrm{g}\cdot\mathrm{m}^{-2}\cdot\mathrm{h}^{-1}[$即$(1.848\pm0.502)\mathrm{mg}\cdot\mathrm{cm}^{-2}\cdot\mathrm{h}^{-1}]$。另外，Suzuki 等[4]提及正常皮肤的水蒸气透过率为 $1.2\sim2.0\mathrm{mg}\cdot\mathrm{cm}^{-2}\cdot\mathrm{h}^{-1}$。双层人工真皮的上层为半透膜性质的硅橡胶膜，水蒸气透过率为 $0.5\sim2.0\mathrm{mg}\cdot\mathrm{cm}^{-2}\cdot\mathrm{h}^{-1}$。

3.2.1.2　力学性能

临床缝合时，若材料强度过小，则缝合时会导致撕裂，无法固定。若材料强度过大，则不易穿透，且可能导致产品与创面的贴附性降低。双层人工真皮具有适当的拉伸强度和撕裂强度以满足临床手术操作需要。参照《塑料拉伸性能的测定 第 3 部分：薄膜和薄片的试验条件》（GB/T 1040.3—2006）和 GB/T 529—2008 硫化橡胶或热塑性橡胶撕裂强度的测定（裤形、直角形和新月形试样）标准，分别测试 Lando®及 Integra®人工真皮的拉伸强度和撕裂强度。结果表明，Lando®双层人工真皮上层的拉伸强度和撕裂强度均优于 Integra®人工真皮，如表 3-2 所列。

表 3-2　Lando®人工真皮和 Integra®人工真皮的力学性能

力学性能	Lando®人工真皮	Integra®人工真皮
拉伸强度/MPa	5.24±0.43	1.59±0.19
撕裂强度/(N/mm)	15.56±0.98	4.45±0.70

3.2.2　下层理化性能研究

3.2.2.1　孔结构

真皮支架的微结构包括孔径、孔隙率、孔形状和贯通性，是影响细胞黏附、运动、收缩、干细胞分化、基因表达和整体的生物活性等行为的关键因素[5]。足够大的孔隙率有利于细胞的长入和增殖，良好的孔贯通性，可使养料的传输和血管化顺利进行。同样，孔径也会影响细胞的迁移和黏附，如果孔径过小，则会阻碍细胞的长入，孔径太大，则会影响细胞在支架上的黏附和迁移[6]。因此，人工真皮支架应具有相互贯通的三维多孔结构、合理的孔径范围及较高的孔隙率。

Lando®双层人工真皮下层是贯通的多孔支架结构，平均孔径为 50～200μm，孔隙率为 (97.17±0.24)%，与国外 Integra®人工真皮的数据接近（平均孔径为 30～120μm，孔隙率为 98%）。该支架结构有利于成纤维细胞黏附和长入，具体内容见 3.3.2.1 细胞黏附与长入试验。

3.2.2.2　降解性能

为实现良好的创面修复，减少或抑制瘢痕挛缩，人工真皮材料既需要具有合适的孔结构，又需要具有适宜的降解周期。适宜的降解周期对于组织的修复具有重要意义，一方面异体材料的长期存在产生异物反应；另一方面，材料降解太快造成的支架过早塌陷也不利于真皮组织结构的形成[7]。

此外，创面愈合过程中，肌成纤维细胞的分化和表达可能是影响创面收缩和瘢痕形成的一个重要因素。肌成纤维细胞是一种具有成纤维细胞和平滑肌细胞双重特性的成纤维细胞，具有收缩创面的作用。向军等[8]研究了真皮支架对创面愈合中成纤维细胞分化为肌成纤维细胞的干预作用和对细胞凋亡的影响，结果表明，真皮支架与自体刃厚皮片复合移植后，可减少成纤维细胞向肌成纤维细胞分化，诱导创面局部细胞凋亡，从而减少创面收缩和减轻瘢痕增生。Yannas[9]指出，真皮模板的存在可使肌成纤维细胞被分隔并散布在支架的孔隙中，合成的胶原纤维亦无序排列，从而抑制了挛缩及瘢痕形成。因此，适宜的降解速率应能保证人工真皮支架在早期保持相对完整的结构，防止降解过快失去真皮模板的作用。

体外降解试验表明，在相同的降解条件下，Lando®双层人工真皮的的降解速率与 Integra®人工真皮的速率相近,且优于日本某进口产品。体内降解试验也表明,Lando®双层人工真皮降解时间与 Integra®人工真皮相当,具体见 3.6.2 节内容。

3.3　生物相容性评价研究　

3.3.1　概述

双层人工真皮上层为半透明医用硅橡胶层,作为"表皮层",使用时背离创面,主要起到隔水阻菌和力学支撑的作用。同时,医用硅橡胶具有良好的化学稳定性、耐老化性能、组织相容性及血液相容性,已广泛应用于临床。

双层人工真皮下层为可降解胶原-硫酸软骨素复合支架,使用时与创面直接接触,适合血管内皮细胞和成纤维细胞长入,实现快速血管化,促进类真皮组织形成,并且具有适宜的降解周期,可以有效地减少瘢痕和挛缩的形成,促进皮肤功能和外观的恢复。双层人工真皮中的 I 型胶原蛋白从牛跟腱中提取,具有生物相容性好、免疫原性低及降解速率可控等优点。下层材料体系中引入硫酸软骨素,与胶原共沉淀形成具有三维网状结构的多孔复合支架,能改善胶原支架的力学强度,优化孔结构,以及调节胶原支架的降解速率。同时,硫酸软骨素可促进基质中纤维的增长,促进渗液的吸收及炎症消除。作为一种低抗原性物质,其降解产物为无毒性的低聚糖[10]。

双层人工真皮作为植入性医疗器械产品,应具有良好的生物相容性。故而在材料理化性能表征的基础上,进一步对双层人工真皮的生物相容性进行评价,对其生物学风险进行控制。依据 GB/T 16886.1—2011 第 5 章器械分类,双层人工真皮为植入器械,与皮肤组织接触,接触时间为长久接触,故而根据 GB/T 16886.1—2011 附录 A,需要考虑的评价试验有细胞毒性、致敏、刺激或皮内反应、全身毒性(急性)、亚慢性毒性(亚急性毒性)、遗传毒性和植入试验。根据 GB/T 14233.2—2005 规定的检测方法,进行热原、细菌内毒素试验。结果表明,双层人工真皮具有良好的生物相容性,未观察到不良反应,符合临床预期使用要求。

3.3.2　生物相容性评价[11-15]

3.3.2.1　细胞相容性

1)细胞毒性试验

细胞毒性试验是运用细胞培养技术,检测医疗器械和(或)其浸提液可能造成的细胞生长抑制、细胞代谢障碍、细胞变异、细胞溶解、细胞死亡等影响细胞正常功能和生物学行为的方法[11]，可在短时间内定性和定量地评价材料对细胞的影响。GB/T 16886.5—2017 医疗器械生物学评价第 5 部分：体外细胞毒性试验标准给出了细胞毒性评价类型及细胞毒性试验的步骤指南，GB/T 16886.12—2017 医疗器械生物学评价 第 12 部分：样品制备与参照材料标准则对浸提容器、浸提条件和方法、样品制备与参照材料、试验对照、细胞系等给出了具体要求。

细胞毒性按不同接触方式评价可分为浸提液方式、直接接触方式和间接接触方式。其中浸提液方式是将材料浸泡在规定介质溶液中，采用规定的浸提条件和方法制备浸提液，取浸提液与培养细胞接触，可用于分析材料中各组分及浓度对细胞毒性的影响，并对细胞毒性进行定性和定量评定。采用浸提液对双层人工真皮进行细胞毒性评价，根据 GB/T 16886.5 标准判定，双层人工真皮的细胞毒性反应不超过 1 级，符合临床使用要求。

2) 细胞黏附与长入试验

为进一步评价双层人工真皮的细胞相容性，将细胞直接接种在材料上进行培养，接种细胞 1 天、4 天、7 天、14 天通过扫描电子显微镜直接观察细胞在材料表面黏附情况，并通过激光共聚焦显微镜观察细胞在材料表面到材料内部的长入情况。该试验不仅能直接检测产品溶出物的细胞毒性，还能反映材料与组织细胞的相容性与亲和性。

扫描电子显微镜结果(图 3-1)表明，细胞能在材料上黏附、生长，并且随时间推移，生长状况良好。激光共聚焦显微镜结果(图 3-2)与扫描电子显微镜结果一致，并且更加全面地反映出细胞在材料表面充分黏附、伸展的状况。1 天、4 天、7 天、14 天的结果表明，材料具有良好的亲和性，只要有少量细胞在材料表面黏附，细胞即可快速地伸展、增殖，并且向材料内部迁移长入，培养到第 7 天时，细胞已经长入大部分胶原支架层内部，培养至第 14 天时，细胞已完全长入胶原支架层内部，说明产品细胞相容性良好。

3.3.2.2 致敏反应

GB/T 16886.10—2017 医疗器械生物学评价 第 10 部分：刺激与皮肤致敏试验，描述了医疗器械及其组成材料潜在刺激和皮肤致敏的评价步骤，包括刺激试验前的考虑，皮肤接触方面的生物模拟试验和体外方法，详细的体内(刺激和致敏)试验步骤，及结果解释的关键因素。

最大剂量致敏试验是用于检验皮肤致敏反应最常用的方法之一，由诱导和激发两个阶段组成，涉及超敏反应的全过程，可用于评价与人体接触所有类型的产品及其浸提液，首选豚鼠致敏试验。最大剂量法需要皮内注射，固体试验材料可制备成浸提液，按照 GB/T 16886.12 的规定使用极性、非极性和/或其他适宜的溶剂制备浸提液，空白样品采用浸提溶剂，与试验材料浸提液平行进行评价。

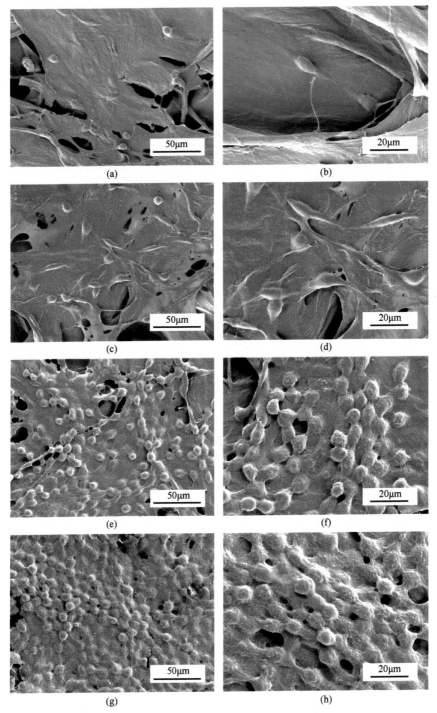

图 3-1 双层人工真皮产品表面细胞黏附生长情况的扫描电子显微镜照片

(a)、(b)为 1 天；(c)、(d)为 4 天；(e)、(f)为 7 天；(g)、(h)为 14 天时材料表面细胞的黏附生长状况

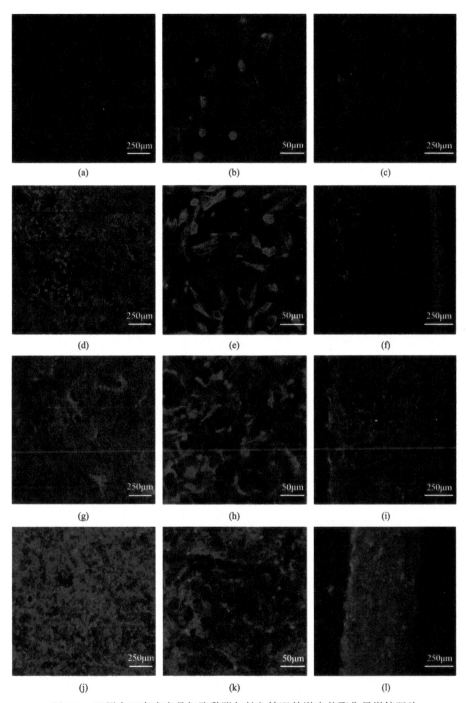

图 3-2　双层人工真皮产品细胞黏附与长入情况的激光共聚焦显微镜照片

(a)、(b) 为 1 天；(d)、(e) 为 4 天；(g)、(h) 为 7 天；(j)、(k) 为 14 天时材料表面细胞的黏附生长状况；(c)、(f)、(i)、(l) 分别为 1 天、4 天、7 天、14 天时细胞从表面〈左〉向材料内部〈右〉迁移长入的状况

按照 GB/T 16886.10 标准规定的最大剂量法,采用极性介质(0.9%氯化钠注射液)和非极性介质(精制棉籽油)为浸提液。取双层人工真皮浸提液作为供试液,进行皮内诱导、局部诱导及激发试验,观察试验组动物和对照组动物激发部位皮肤情况,并按照 Magnusson 和 Kligman 分级标准对每一激发部位和每一观察时间皮肤红斑和水肿反应进行描述和分级。结果表明(图 3-3),材料试验组与阴性对照组相比无明显差异,均未观察到致敏作用,等级为 0 级。

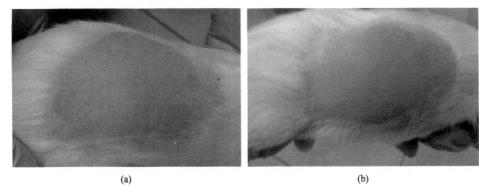

(a)   (b)

图 3-3   双层人工真皮产品致敏试验结果
(a)试验样品组; (b)对照组

3.3.2.3   皮内刺激

刺激试验用于检验医疗器械的刺激潜能,属于医疗器械三项基本生物学评价项目之一,家兔为首选试验动物。对于植入医疗器械,皮内注射更为接近实际应用,用于检测刺激作用。依据 GB/T 16886.10—2017 附录 A 标准制备浸提液,并按照规定的注射位置和注射剂量分别皮内注射极性或非极性溶剂制备的浸提液,以及极性和非极性溶剂对照液,并在注射后 24h±2h、48±2h、72h±2h 观察记录各注射部位状况,根据皮内反应计分系统对注射部位红斑和水肿的组织反应进行评分。

双层人工真皮皮内刺激试验结果表明,家兔脊柱两侧在注射后 24h、48h 和 72h,注射点处试验组和阴性对照组的反应计分均为 0 分,表明双层人工真皮无皮内刺激作用。

3.3.2.4   急性全身毒性

GB/T 16886.11—2011 医疗器械生物学评价 第 11 部分:全身毒性试验标准指出,全身毒性是医疗器械使用中一种潜在的不良作用,可由器械或材料可沥滤物的吸收、分布和代谢到达不与之直接接触的人体部位而产生一般毒性作用以及器官和器官全身作用。全身毒性试验按照实验目的和染毒持续时间不同而分为急性、亚急性、亚慢性及慢性毒性试验，试验所用动物种属应经过科学论证并符合 ISO 10993-2 的规定。对于医疗器械急性经口、静脉、皮肤和吸入研究，首选动物为小鼠或大鼠。在进行不同时间周期的全身毒性系列研究时，如急性、亚急性、亚慢性和(或)慢性全身毒性研究，首选采用同一种动物种属和动物品系。

急性全身毒性是在 24h 内一次、多次或持续接触试验样品后在任何时间发生的不良作用。急性全身毒性试验提供根据预期临床途径进行的急性接触所产生的健康危害方面的基本信息，可作为亚急性/亚慢性和其他试验确定剂量接触方式的初试步骤，并可提供预期临床接触途径毒性作用模式方面的信息。典型试验采用啮齿类动物(大鼠、小鼠)，推荐剂量组最少动物数量为 5 只，剂量水平参照 GB/T 16886.11—2011 附录 B。观察项目包括体重、临床观察、病理学检查及评价等。在急性全身毒性试验观察期间，如接触材料的动物生物学反应不大于对照组动物，则试验样品符合试验要求。

双层人工真皮依据标准规定进行试验。试验组将浸提的供试液以 50mL/kg 的剂量经尾静脉注射入小鼠体内，对照组将生理盐水以 50mL/kg 的体积经尾静脉注射入小鼠体内。注射后观察小鼠即时反应，并于注射后 4h、24h、48h 和 72h 观察并记录试验组与对照组小鼠的一般状态、毒性表现和死亡动物数。结果显示，小鼠活动正常，未见任何异物反应，在观察期间动物体重增加和阴性对照相比无任何差异，说明双层人工真皮无全身急性毒性反应。

3.3.2.5 亚慢性全身毒性

急性毒性与一次剂量(或限制性接触)的不良作用有关，但许多医疗器械更常见的人体接触方式是重复或持续性接触形式。重复接触全身毒性(亚急性、亚慢性和慢性全身毒性)试验则可提供预期临床途径持续接触产生健康危害方面的信息，还可提供物质经预期临床接触途径毒性作用模式方面的信息，可作为安全评估的依据。典型试验采用啮齿动物(大鼠、小鼠)，推荐剂量组最少动物数量为 10 只，剂量水平参照 GB/T 16886.11—2011 附录 B。

亚慢性全身毒性是反复和持续接触试验样品后在动物寿命期的某一阶段发生的不良作用。选择标准规定年龄和体重的大鼠，随机分到对照组、高剂量组和低剂量组，每组 10 只，参照 GB/T 16886.11—2011 附录 C-E 进行临床观察、临床病理学检查(包括血液学指标及血清生化指标)、大体病理学检查(对脏器系数的影响)、组织病例学检查。结果显示，一次性植入双层人工真皮后，大鼠状况良好，各项血液学指标和生化学指标均在正常值范围内，无明显临床意义，与对照组相比没有显著性差异。高剂量组大鼠脾脏脏器系数和低剂量组大鼠肾脏及肾上腺脏器系数与对照组比较有显著性差异，但各剂量组脾脏、肾脏及肾上腺的绝对重量与对照组比较，没有显著性差异，综合分析，个别脏器系数的异常不具有临床意义。其他各脏器系数(脑、心、肝、睾丸、胸腺)均与对照组比较无显著性差异，并在正常值范围内。病理组织学检查未见各脏器明显中毒性病理改变。给予不同剂量双层人工真皮，未见与剂量有关的毒性反应，其他各项指标与对照组比较无显著性差异，说明双层人工真皮无亚慢性毒性。

3.3.2.6 遗传毒性

遗传毒性试验是采用哺乳动物或非哺乳动物细胞、细菌、酵母菌和真菌测定试验样品是否会引起基因突变、染色体结构畸变以及其他 DNA 或基因变化的试验，用来确定医疗器械(材料)或其浸提液等物理、化学和生物因素产生遗传物质损伤并导致遗传性改变的能力。遗传试验的目的包括判断在每种试验系统中诱发了突变的医疗器械(材料)或其浸提液对人可能造成的遗传损伤，预测医疗器械(材料)或其浸提液对哺乳动物的潜在致癌性，评价医疗器械(材料)或其浸提液的遗传毒性[11]。GB/T 16886.3—2008 医疗器械生物学评价 第 3 部分：遗传毒性、致癌性和生殖毒性试验，给出了医疗器械遗传毒性识别策略和试验，试验方法引用了经济合作与发展组织(OECD)制定的《化学物试验指南》。根据标准给出的试验策略，遗传毒性试验可采用方案 1：包括细菌基因突变试验(OECD471)、哺乳动物细胞基因突变试验(OECD476)和哺乳动物细胞诱裂性试验(OECD473)。或采用方案 2：包括细菌基因突变试验(OECD471)、哺乳动物细胞基因突变试验(OECD476)，特别是小鼠淋巴瘤试验包含集落数和尺寸测定，可覆盖两个终点(诱裂性和基因突变)。样品的制备应参照 GB/T 16886.12，试验应在浸提液、加严浸提液或材料和医疗器械的单个化学组分上进行，最高试验浓度应在 OECD 导则规定的范围之内，若采用加严浸提条件时，注意该条件不得改变材料的化学特性。GB/T 16886.12—2017 标准中规定浸提时使用极性或非极性两种溶剂。生理盐水和二甲基亚砜都属于标准推荐的浸提介质，其中，生理盐水为极性介质，对有极性的物质溶解性较好；二甲基亚砜为极性非质子介质，对很多有机物具有良好的溶解性。

双层人工真皮的遗传毒性试验采用方案 1，分别进行了鼠伤寒沙门氏菌回复突变试验、哺乳动物体外细胞遗传学试验和哺乳动物细胞体外基因突变试验。试验设置阴性对照、阳性对照、浸提液组、1/2 浸提液组、1/4 浸提液组。浸提液分别采用生理盐水和二甲基亚砜作为浸提介质。

鼠伤寒沙门氏菌回复突变试验是一种微生物试验，利用鼠伤寒沙门氏菌组氨酸营养缺陷型菌株 his⁻(在不含组氨酸的最低葡萄糖琼脂平板上不能生长的菌株)

进行诱变性检测，鼠伤寒沙门氏菌诱变物可直接或经代谢活化使 his⁻回复突变成 his⁺菌株(在不含组氨酸的最低葡萄糖琼脂平板上能生长的菌株)。将试验菌株在有和无代谢活化的情况下接触人工真皮浸提液，并接种在最低葡萄糖琼脂平板上进行培养，检测双层人工真皮浸提液能否引起鼠伤寒沙门氏菌基因组碱基置换或移码突变，诱发 his⁻到 his⁺的回复突变。试验结果显示，在活化和非活化条件下，双层人工真皮的浸提液组、1/2 浸提液组、1/4 浸提液组对试验所用 4 种菌株的回变菌落数与阴性对照组相比，均未增加两倍。表明在此试验条件下，双层人工真皮浸提液对鼠伤寒沙门氏菌无诱变性。

哺乳动物体外细胞染色体畸变试验通过观察染色体数量、包括染色体型和染色单体畸变在内的结构畸变，评价双层人工真皮浸提液是否诱发细胞染色体结构的畸变。试验结果显示，在活化和非活化条件下，双层人工真皮的浸提液组、1/2 浸提液组、1/4 浸提液组与中国仓鼠肺成纤维细胞接触后，3 个剂量的浸提液染色体畸变率为 0%，与空白对照组无显著差别，说明双层人工真皮无诱导细胞染色体畸变作用。

哺乳动物细胞体外基因突变试验是在含或者不含代谢活化系统的培养基中加入双层人工真皮浸提液，细胞经过一定时间的作用后重新接种，测定细胞毒性，同时经过一定的表达时间后再选择突变种接种，通过选择性和非选择性培养基上的细胞集落数计算突变频率。试验结果表明，试验样品突变频率未达到或超过阴性对照突变频率的 3 倍，未见试验样品突变频率的增高与剂量相关，未见某一剂量突变频率的增加有统计学意义。即活化和非活化条件下，双层人工真皮各剂量组浸提液对体外培养的 V79 细胞无诱导 HGPRT 基因突变作用。同时，小鼠淋巴瘤细胞突变试验表明，双层人工真皮各剂量组对小鼠淋巴瘤细胞(L5178Y tk+/-3.7.2C)无诱发 TK 基因突变作用。

综上试验结果，未见双层人工真皮的遗传毒性作用。

3.3.2.7　皮下植入

植入后局部反应试验是将生物材料或制品植入动物适当部位(如皮下、肌肉、骨)，植入一定周期后，用肉眼观察和显微技术评价生物材料和制品对活体组织的局部毒性作用，评价活体组织与试验样品材料的相互反应。材料植入机体后会产生不同程度的组织反应，主要表现在植入物周围无菌炎症反应程度与延续时间、植入物周围组织纤维化囊腔形成过程和最终厚度、周围组织生物化学与组织化学等改变及其延续时间、植入物周围炎性细胞以外的异常细胞(如异物巨细胞等)的出现及其数量和延续时间等[11]。GB/T 16886.6—2015 医疗器械生物学评价 第 6 部分：植入后局部反应试验，规定了用于评定医疗器械所用生物材料植入后局部反应的试验方法，对植入样品的制备、试验方法(组织和植入部位、动物、试验周期、手术和试验条件)、评价(肉眼观察评定、植入物取出和组织样品采集、显微镜评定)、试验报告均做出了规定。

皮下组织植入试验是常用的植入后局部反应试验方法之一，用于评价皮下组织对植入材料的生物学反应。常选用大鼠或家兔，将植入物植入动物背部皮下组织。对照材料应是已确立临床可接受性和生物相容性的医疗器械采用的材料，植入物的形状和尺寸根据试验动物的大小决定。

将双层人工真皮产品和进口对照品剪成 10mm×10mm 大小，选用 9 只家兔，体重 2000～2500g。腹腔注射 30mg/kg 戊巴比妥钠麻醉后，背部手术局部剃毛、碘酒、酒精常规消毒。左右侧脊柱两侧皮下各植入 3 个植入物，左侧为对照品，右侧为双层人工真皮，于植入后 1 周、4 周、12 周取局部组织进行病理组织学检查[14]。组织反应分级参照标准 GB/T 14233.2—2005。

样品植入后肉眼观察可见，各时间点皮肤切口愈合良好，未见局部红肿及感染(图 3-4)，双层人工真皮产品与进口对照品植入后 1 周、4 周、12 周的炎症反应和纤维囊形成情况经对比无明显差别[14]。

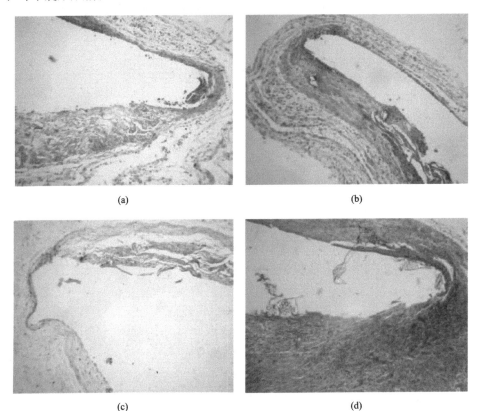

(a)

(b)

(c)

(d)

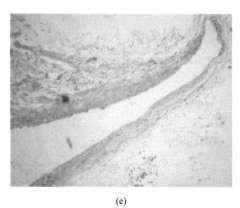 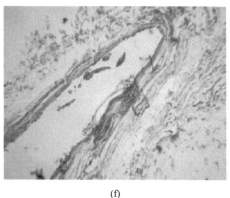

(e)   (f)

图 3-4 双层人工真皮产品兔皮下植入组织学 HE 染色切片[14]

(a)、(c)、(e)分别为双层人工真皮产品植入后 1 周、4 周、12 周的组织学切片，(b)、(d)、(f)分别为进口对照组植入后 1 周、4 周、12 周的组织学切片；(a)双层人工真皮植入 1 周，囊腔内可见粉染均质絮状或膜片状植入材料，四周囊壁由成纤维细胞、纤维细胞构成，伴有少许吞噬细胞、淋巴细胞浸润，炎症波及四周结缔组织(炎症：I-II；纤维：II)；(b)对照组植入 1 周，囊腔内可见粉红色均质絮状或膜片状植入物，囊壁由疏松成纤维细胞、吞噬细胞、少许淋巴细胞和胶原纤维、纤维细胞构成(炎症：I-II；纤维：III-IV)；(c)双层人工真皮植入 4 周，囊壁由纤维细胞和胶原纤维包绕而成，偶见淋巴细胞和吞噬细胞浸润(炎症：II；纤维：I-II)；(d)对照组植入 4 周，囊壁由纤维细胞和胶原纤维包绕而成，较厚，个别囊壁上有较多的淋巴细胞、吞噬细胞浸润，个别切片有嗜酸粒细胞，炎症波及囊周结缔组织(炎症：II-III；纤维：II)；(e)双层人工真皮植入 12 周，囊壁由厚薄不一的胶原纤维和纤维细胞围绕构成，偶见淋巴细胞浸润(炎症：I；纤维：I)；(f)对照组植入 12 周，囊壁大多由成熟致密的胶原纤维和纤维细胞围绕而成，偶见囊壁局部有淋巴细胞、吞噬细胞浸润(炎症：I-II；纤维：I-II)

3.3.2.8 热原反应

热原试验是检测材料或其浸提液中是否有致热原物质。将医疗器械浸提液注入家兔静脉，在规定时间内观察兔体温升高情况，以判定供试品是否具有潜在的材料致热作用[16]。热原试验应根据 GB/T 14233.2—2005 医用输液、输血、注射器具检验方法 第 2 部分：生物学实验方法及中国药典 2015 第三部 热原检查法(通则 1142)选择试验用家兔并进行试验。检查方法为取家兔 3 只，测定正常体温后 15min 内，按 10mL/kg 的比例，自耳静脉注射预热至约 38℃的材料浸提液，注射后每隔 30min 测体温 1 次，测试时温度计深度均为 6cm，共测量 6 次，6 次体温中最高的一次减去正常体温，即为该兔体温升高值。在初试的 3 只家兔中，体温升高均应小于 0.6℃，并且 3 只家兔体温升高总和低于 1.3℃，判定供试品热原检查符合规定。如有一只体温升高超过 0.6℃，应另取 5 只复试，复试的 5 只家兔体温升高≥0.6℃，或初试、复试合并 8 只家兔体温升高总和超过 3.5℃，判定为不合格。双层人工真皮热原试验中，每只家兔体温升高均低于 0.6℃，热原检测合格，判定材料无致热作用。

3.3.2.9 细菌内毒素

细菌内毒素试验是利用鲎试剂来检测或量化由革兰阴性菌产生的细菌内毒素，以判断供试品中细菌内毒素的限量是否符合规定的一种方法[17]。检测方法包括凝胶法和光度测定法。其中，凝胶法系通过鲎试剂与内毒素产生凝集反应的原理进行限度检测或半定量检测内毒素的方法，限量每件不超过 20EU 判定为符合要求。依据 GB/T 14233.2—2005 第 2 部分：生物学实验方法和中国药典 2015 第三部　细菌内毒素检查法(通则 1143)中的凝胶法进行细菌内毒素试验，结果显示双层人工真皮细菌内毒素符合要求。

3.4　免疫安全性研究　◀◀◀

双层人工真皮所使用的原材料胶原和硫酸软骨素均为动物源性材料，使用过程中是否会对人体的免疫系统产生影响是判断这类产品能否应用于临床的一项重要安全性指标。采用小鼠背部植入双层人工真皮模型，通过小鼠胸腺和脾脏重量及脏器系数、外周血血液分析、血清免疫球蛋白、脾脏淋巴细胞及其亚群比例等分析测试来验证其是否会引起小鼠产生免疫反应。动物试验结果表明，双层人工真皮植入小鼠体内后，并没有使之产生明显的免疫原性反应，跟阴性对照组相比，没有显著性差异，说明产品具备良好的免疫学安全性。同时，临床试验研究中免疫学指标也证明，双层人工真皮产品免疫安全性与已上市的产品不存在显著性差异。

3.4.1 免疫原性体外研究

双层人工真皮产品使用的胶原原料取材于牛跟腱，硫酸软骨素原料为已上市药品，取材于猪软骨，均为动物来源的原料。为进一步确认产品的免疫原性风险，通过体外试验检测产品免疫原性，包括残留 DNA 含量、残留 α-Gal 抗原表位含量检测。

由于细胞膜的表位抗原、同种异体或异种的 DNA 以及由损伤而来的小分子物质可能会引起人体广泛的免疫反应，动物源性生物材料中，残留 DNA 定量检测是控制产品质量的重要措施之一。目前市场上大部分脱细胞基质支架中含有残留 DNA 或细胞碎片，但是仍成功地用于多种临床研究[18]。已在德国上市的人脱细胞真皮基质产品 Epiflex®，干燥样品中残留 DNA 含量范围为 (1.76 ± 0.38) ng /mg 到 (7.86 ± 2.20) ng/mg[9]。Moore 等[19]在研究中指出，MH-ADM(人脱细胞真皮基质)、AlloDerm®(LifeCell Corporation)、GraftJacket™(Wright Medical Technology, Inc.)中残留 DNA 的含量分别为(15.97±4.8)ng/mg、(272.8±168.8)ng/mg、(134.6±44.0)ng/mg。YY/T 0606.25—2014 组织工程医疗产品第 25 部分:动物源性生物材料 DNA 残留量测定法:荧光染色法中,残留 DNA 含量检测采用 DNA 提取试剂盒的方法。该标准适用于动物源性生物材料及其衍生物的终产品或中间产品、组织工程医疗产品基质或支架的动物源性支架材料,也可用于人源性材料的残留 DNA 含量检测[20]。双层人工真皮采用标准规定的试验方法进行残留 DNA 定量检测。从样品中提取出 DNA,与染料 PicoGreen 结合后用 480nm 的光激发,用 520nm 检测发射光,从而对 DNA 含量进行测定。结果显示,双层人工真皮产品残留 DNA 含量平均值为 0.58ng/mg。双层人工真皮产品残留 DNA 含量远低于脱细胞基质的产品。

　　动物源性生物材料及含动物源性生物材料的医疗器械或异种器官中残留的抗原是该类生物材料及器官移植中超急性免疫排斥反应及慢性免疫病毒的主要因素[21]。尽管动物源性生物材料在制备过程中经过了脱细胞和去除抗原的处理,但残留的异种抗原仍存在着导致急性或慢性免疫毒性反应的安全风险。α-Gal 抗原是引起动物源性生物材料或异种器官移植时超急性免疫排斥反应的主要靶抗原,是半乳糖基与细胞膜上的蛋白或脂结合构成的一组完全性抗原。诸多文献[22-25]表明,α-Gal 抗原主要分布和表达于细胞表面。标准 YY/T 1561—2017 组织工程医疗器械产品动物源性支架材料残留 α-Gal 抗原检测,通过使用 α-Gal 抗原特异性抗体 M86,以人工合成的 α-Gal 抗原为参照品建立标准曲线,通过竞争性 ELISA 抑制方法定量检测动物源性生物材料中残留的 α-Gal 抗原。同时,实验体系中加入了 α-Gal 抗原阳性和阴性参考品,使实验的特异性和灵敏性得以监控。竞争性 ELISA 抑制方法是一种常用的方法,其原理是首先将标准曲线样品及试验样品的 α-Gal 抗原与 M86 抗体反应(消耗部分 M86 抗体),然后用 Gal-BSA 作为固体抗原,通过 ELISA 方法检测第一次反应后上清液中的剩余 M86 抗体,进而可利用标准曲线计算待测物中的 α-Gal 抗原含量。双层人工真皮 α-Gal 抗原含量检测结果小于 0.21×10^{14} 个/mg,与对照组 Integra®产品含量相当,无统计学差异。

　　综上所述,体外试验检测双层人工真皮中残留 DNA 含量、残留 α-Gal 抗原表位含量结果表明,双层人工真皮具有低免疫原性。

3.4.2　小鼠免疫原性试验研究[26]

　　免疫途径为皮下植入,通过小鼠免疫刺激方式对本产品试样进行可能引起的免疫应答检测。试验共计 100 只 6～8 周雌性 BALB/c 小鼠,体重为(20±2)g,试验周期 90 天。试验组、阴性对照组及阳性对照组均采用皮下植入免疫三次，每周一次。其中阴性对照组只做手术，不植入材料，阳性对照组为牛跟腱（双层人工真皮修复材料主要成分胶原的原材料，BT）。取样时间为 3 天、7 天、14 天、30 天、60 天和 90 天（3 天时间点仅做采血取样），进行血清免疫球蛋白、脾脏淋巴细胞增殖及其亚群、植入局部组织 H&E 染色、免疫组化等测试分析。

试验分组如表 3-3 所列。

表 3-3 动物试验分组

组别	小鼠数（只）	免疫方式	所需样品量/只
阴性对照组（NC）	5×5	皮下假性植入	3
阳性对照组（PC）	5×5	皮下植入	3
高剂量 1-1（AS-H）	5×5	皮下植入	3
低剂量 1-1（AS-L）	5×5	皮下植入	3

3.4.2.1 体重

图 3-5 表示小鼠体重比变化，体重比=小鼠的当时体重／初始体重。由图可知，所有组的小鼠体重都呈上升趋势。但在三次免疫后第 7 天和第 30 天 AS-H 和 NC 组小鼠体重出现轻微的下降，但不具有统计学意义（可能是小鼠个体差异造成）。总体上，PC 组和 AS 组都没有对小鼠的生存状态产生严重影响，说明材料没有激发严重的病理性免疫反应。

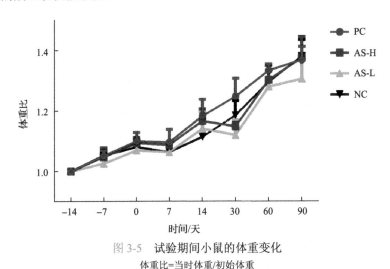

图 3-5 试验期间小鼠的体重变化

体重比=当时体重/初始体重

3.4.2.2　外周淋巴器官及其细胞计数

脾和淋巴结是外周次级淋巴器官，未受到外来抗原刺激时作为幼稚淋巴细胞的主要聚集器官，也是接受刺激后免疫细胞活化并扩增的主要场所。在此试验中，比较所取小鼠的脾和淋巴结的形态大小，具体情况如图 3-6 中(a)、(b)所示。所检测的所有时间点中，PC 组的脾和淋巴结均明显肿大，发生了明显的应激效应。而 AS 组的脾和淋巴结没有明显形态学改变，与 NC 组相比没有明显差异。进一步，脾和淋巴结的免疫细胞计数结果如图 3-6 中(c)、(d)所示。在免疫之后的短期内(<14 天)检测结果显示，AS 组的脾细胞数目相比 NC 组稍有增多，尤其是 AS-H 组，7 天时约为 NC 组的两倍，后逐渐下降，30 天时和 NC 组处于同一水平。AS-L 组与 NC 组未见明显差异。淋巴结细胞数目也有类似特点，AS 组短期内轻微增加，后迅速降至 NC 组水平。而 PC 组，无论脾中或者淋巴结内的淋巴细胞数目，一直远高于其他组，最高达 3.2×10^8，高于 NC 组的 2 倍多。结果表明，三次免疫后短时间内，AS 组材料存在对小鼠的免疫刺激。其中，AS-H 组较为明显，可能激发了一定程度的急性炎症反应。随着时间延长，急性炎症消失。双层人工真皮不会引起长期的慢性的炎症反应，与形态学证据一致。

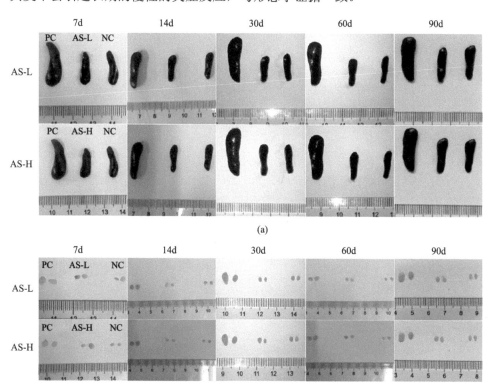

(a)

(b)

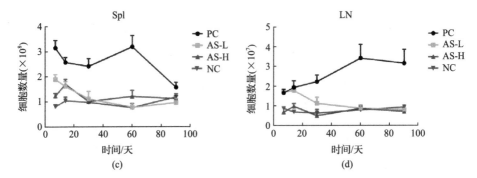

图 3-6　(a)、(b) 分别为脾和淋巴结的形态比较；每张图中从左到右依次为 PC，AS-H/AS-L，NC；(c)、(d) 分别为脾和淋巴结中免疫细胞数目变化趋势；Spl: 脾；LN:淋巴结

3.4.2.3　脾细胞增殖与凋亡

淋巴细胞在体外的增殖能力能代表淋巴母细胞的转化率，即针对某种抗原的特异性的淋巴细胞的克隆扩增。而淋巴母细胞的转化率越高，效应性淋巴细胞将越多，则免疫反应越强。如图 3-7 所示，PC 组的增殖能力显著高于 NC 组，7 天时，OD 值是 NC 组的 8 倍，14 天时，OD 值是 NC 组的 5 倍。三次免疫后的第 7 天，AS 组的增殖能力稍强于 NC 组，AS-H 组约为 NC 组的 4 倍，提示轻微的急性免疫反应。但是这种差异不具有显著性，且随着时间延长，未出现持续的淋巴细胞扩增，差异逐渐减小，为一过性反应。细胞体外增殖结果表明 AS 组在植入后短期内引起了一定的免疫细胞活化后的增殖反应，并且加大剂量会加重免疫反应，但是效应较轻、时程较短。

正常情况下，免疫细胞活化并完成其功能之后，会伴随出现活化后凋亡，所以凋亡也能反映细胞活化状况，即免疫应答的强度。细胞凋亡测试结果显示在第 7 天时，各组的细胞凋亡比例与 NC 组之间均没有显著差异，如图 3-7(e) 所示，其他时间点的结果相似。

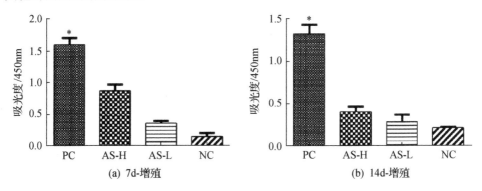

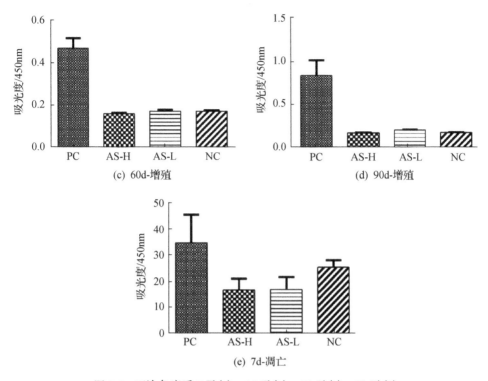

图 3-7　三次免疫后 7 天(a)，14 天(b)，60 天(c)，90 天(d)
的脾淋巴细胞体外增殖与 7 天的凋亡情况(e)

当 $p<0.05*$ 时，视为具有显著性差异

3.4.2.4　淋巴细胞表型

为了研究 AS 组材料的植入对脾和淋巴结中的细胞亚群的影响，试验检测了脾和淋巴结中的 T、B 淋巴细胞以及 CD4+/CD8+T 细胞比，如图 3-8 所示。在三次免疫后 60 天内，各组的脾淋巴细胞 CD4/CD8 比没有显著差异。如图 3-8(b)所示，各组淋巴结的 CD4/CD8 比未表现出显著差异，各个时间点检测结果均显示其比值在 2～3 之间波动，属于正常范围。第 90 天出现所有组的 CD4/CD8 比例均偏高，可能是试剂或者试验操作误差引起。植入后第 7 天脾和淋巴结代表性的流式分析如图 3-8(c)所示，脾脏的结果显示，AS-H 组材料的植入使 CD4+T 淋巴细胞比例略微减少(约 6%)，总体的 T 淋巴细胞比例偏低。AS-L 组与 NC 组几乎无差异。PC 组与 NC 组 CD4/CD8 比值无差异，但 PC 组 CD4 和 CD8 比例均显著低于 NC 组，约为 NC 组的一半。在淋巴结的细胞中，第 7 天时两个 AS 组均与 NC 组差异不大，PC 组的 CD4 和 CD8 比例稍低于 NC 组，即 T 淋巴细胞比例略低。在其他时间点，AS-H 和 AS-L 组的脾和淋巴结细胞比例仍与 NC

组保持着较小的差异，而 PC 组仍处于失衡状态。由此可见，PC 组材料的植入使得脾和淋巴结的细胞比例失衡，而 AS 组材料的植入带来的影响不大，尤其是 AS-L 组。

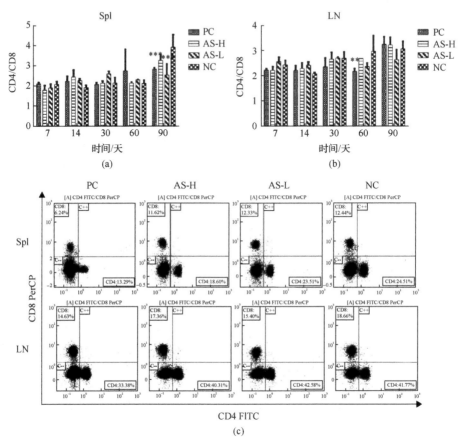

图 3-8　脾(a)和淋巴结(b)中 CD4+/CD8+细胞比例，以及三次免疫后
第 7 天脾和淋巴结细胞流式分析代表图(c)

当 $p<0.005$*** 时，视为具有显著性差异；Spl：脾；LN：淋巴结

Ki67 是与细胞活化和增殖相关的分子。为了分析 AS 组材料的植入引起的细胞活化情况，对脾中的 CD4+、CD8+和 CD19+细胞表面的 Ki67 表达进行了检测，如图 3-9(a)所示，各个组 CD8+T 细胞的 Ki67 表达率都没有明显差异，表达率为 10%甚至更低。但是第 60 天时，PC 组的 CD8+Ki67+细胞比例达到了 40%，显著高于其他组。CD4+细胞的活化情况如图 3-9(b)所示。从图中可以看出，PC 组在 60 天内 CD4+细胞的活化比例一直处于上升趋势，至 90 天才下降。AS-H 和 AS-L 组与 NC 组在各时间段无显著差异。CD19+细胞的活化情况如图 3-9(c)所示，在

第 14 天时，所有组都保持着较高的 Ki67 表达率。14 天后，PC 组仍有较高的活化率，其他组的活化率逐渐降低。第 90 天时，PC 组与 NC 组无显著差异。因此，整个试验周期内，AS 组和 NC 组均无显著差异，表明 AS 组植入的材料并没有显著提高淋巴细胞的活化率，即对小鼠的免疫刺激不大，与 NC 组不植入材料的创伤破口刺激相近。

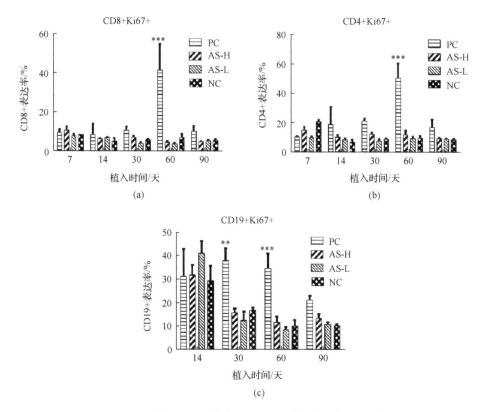

图 3-9　CD8+(a)、CD4+(b) 和 CD19+(c) 淋巴细胞的 Ki67 表达率

当 p<0.01**，p<0.005***时，视为具有显著性差异

3.4.2.5　血清中的抗体水平

IgM 和 IgG 是 B 淋巴细胞在免疫应答中产生的两种抗体，IgM 的浓度一般在 3~5 天之内达到峰值，代表 B 细胞介导的超急性和急性免疫反应。IgG 分泌时间稍晚一点，但持续时间更长、浓度更高，代表 B 细胞的急性和慢性反应。IgM 浓度变化如图 3-10(a) 所示。AS 组在第 3 天时稍低于 NC 组，第 7 天时稍高于 NC 组，约为 250μg/mL。PC 组第 3 天时浓度高达 1000 μg/mL（为 NC 组的 5 倍），表现为严重急性反应。同 PC 组相比，AS 组 IgM 浓度变化较小，与 NC 组的差异不

大，没有激起 B 细胞分泌更多的 IgM 型的抗体。IgG 浓度变化如图 3-10(b)所示，AS 组和 NC 组的 IgG 浓度变化不大，一直在 5 mg/mL 附近波动，组间差异很小。PC 组 IgG 浓度变化极其明显，前 30 天之内迅速上升至 30mg/mL 后逐渐下降，至 90 天时仍高于 10mg/mL。以上血清中抗体浓度的检测结果表明，AS 组未引起明显的 B 细胞急性或慢性反应，其引起的体液免疫应答程度很轻。

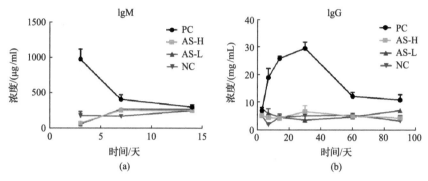

图 3-10　血清中的 IgM(a)和 IgG(b)浓度随植入时间的变化

3.4.2.6　H&E 染色与细胞浸润

炎症反应的特征之一是炎性细胞浸润。实验采用 H&E 染色来观察植入物引起的局部炎症反应的强弱。如图 3-11 所示，在 AS 组植入前期，可以观察到少量的炎性细胞浸润在材料周围。随着植入时间的延长，浸润的细胞数越来越少。其中，AS-L 组在第 14 天时已经没有明显的细胞浸润[图 3-11(g)]，AS-H 在第 60 天和 90 天时浸润的细胞数目和 NC 组几乎没有差异[图 3-11(n)、(r)]。PC 组的细胞浸润比较严重且持久，90 天内，炎性细胞一直围绕植入材料周围。实验结果表明，同 PC 组相比，AS 组引起的局部免疫排斥和炎症反应是极轻微且短暂的。

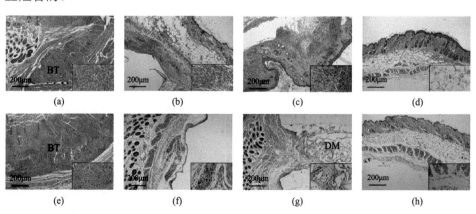

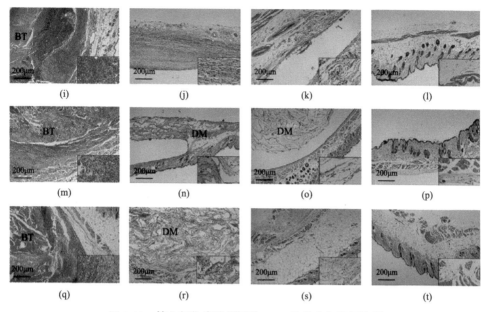

图 3-11　植入部位皮肤周围的 H&E 染色和细胞浸润图

(a)、(e)、(i)、(m)、(q) 分别为 PC 组植入 7 天、14 天、30 天、60 天、90 天时 H&E 染色和细胞浸润图；(b)、(f)、(j)、(n)、(r) 分别为 AS-H 组植入 7 天、14 天、30 天、60 天、90 天时 H&E 染色和细胞浸润图；(c)、(g)、(k)、(o)、(s) 分别为 AS-L 组植入 7 天、14 天、30 天、60 天、90 天时 H&E 染色和细胞浸润图；(d)、(h)、(l)、(p)、(t) 分别为 NC 组植入 7 天、14 天、30 天、60 天、90 天时 H&E 染色和细胞浸润图；BT：PC 组植入材料牛跟腱；DM：真皮基质

3.4.2.7　免疫组化

IFN-γ 是一种与炎症相关的细胞因子，主要由活化的 CD8 T 细胞、Th1 CD4 T 细胞和 NK 细胞分泌。IFN-γ 可促进 Th1 细胞分化，放大 CD8 T 细胞的杀伤效应及激活巨噬细胞的吞噬作用，具有一定的促炎效果。本实验中，利用免疫组化染色检测植入部位的 IFN-γ 表达情况，以反映材料周围炎症部位的 T 淋巴细胞，尤其是效应性 T 细胞的免疫反应状态，即迟发型超敏反应的发生情况。植入部位的 IFN-γ 免疫染色情况如图 3-12 所示。从图中可以看出，PC 组的 IFN-γ 表达相对较明显，第 14 天时［图 3-12(e)］，可观察到大量的黄棕色聚集在植入物周围。AS-H、AS-L 组和 NC 组中，仅可观察到看到零星的深棕色，AS 组引起的 IFN-γ 表达没有明显高于 NC 组。这些结果表明 AS 组在局部组织没有引起明显的炎症反应。

TNF-α 也是一种与炎症相关的细胞因子，主要由巨噬细胞、T 细胞和 NK 细胞分泌，与 IFN-γ 一起激活巨噬细胞促进炎症的发生。在本实验中，AS 组，尤其是 AS-H 组的 TNF-α 表达在 30 天前较明显（蓝色箭头所示），但相比 PC 组的大片

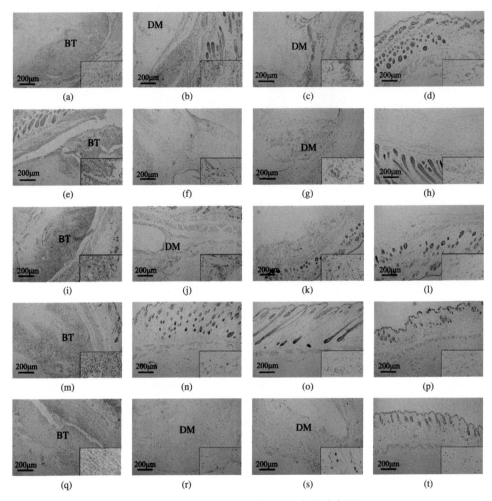

图 3-12　植入部位周围的 IFN-γ 免疫染色图

(a)、(e)、(i)、(m)、(q)分别为 PC 组植入 7 天、14 天、30 天、60 天、90 天时 IFN-γ 免疫染色图；(b)、(f)、(j)、(n)、(r)分别为 AS-H 组植入 7 天、14 天、30 天、60 天、90 天时 IFN-γ 免疫染色图；(c)、(g)、(k)、(o)、(s)分别为 AS-L 组植入 7 天、14 天、30 天、60 天、90 天时 IFN-γ 免疫染色图；(d)、(h)、(l)、(p)、(t)分别为 NC 组植入 7 天、14 天、30 天、60 天、90 天时 IFN-γ 免疫染色图。蓝色箭头处为较明显的 IFN-γ 染色区域；
BT：PC 组植入材料牛跟腱；DM：真皮基质

棕染来说，幅度较轻，符合植入材料激发轻微的急性炎症反应的判断。至第 60天时，AS 组的 TNF-α 表达明显降低，与 NC 组的水平无显著差异[图 3-13(n)、(o)、(p)]，符合植入材料不引起慢性炎症反应的判断。PC 组 7~90 天内每个监测点均可观察到材料周围分泌大量的 TNF-α。由此可见，PC 组的材料对小鼠造成的局部炎症反应刺激更剧烈、更持久。相对的，AS 组引起的炎症反应短暂且程度较轻，可能是 AS 组本身的免疫原性就较弱，同时由于胶原的降解，急性免疫刺激消失后不能引起进一步的持续反应以及后续的慢性炎症。

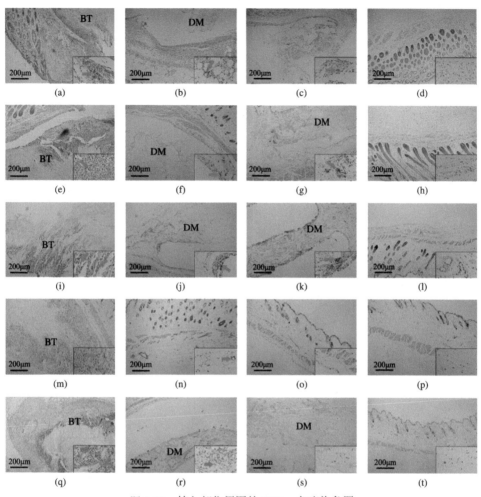

图 3-13　植入部位周围的 TNF-α 免疫染色图

(a)、(e)、(i)、(m)、(q) 分别为 PC 组植入 7 天、14 天、30 天、60 天、90 天时 TNF-α 免疫染色图；(b)、(f)、(j)、(n)、(r) 分别为 AS-H 组植入 7 天、14 天、30 天、60 天、90 天时 TNF-α 免疫染色图；(c)、(g)、(k)、(o)、(s) 分别为 AS-L 组植入 7 天、14 天、30 天、60 天、90 天时 TNF-α 免疫染色图；(d)、(h)、(l)、(p)、(t) 分别为 NC 组植入 7 天、14 天、30 天、60 天、90 天时 TNF-α 免疫染色图。蓝色箭头处为较明显的较明显的 TNF-α 染色区域；BT：PC 组植入材料牛跟腱；DM：真皮基质

　　从血清免疫球蛋白、脾脏淋巴细胞增殖及其亚群、植入局部组织 HE 染色、免疫组化等测试分析的结果得知，双层人工真皮植入小鼠体内后，引起的免疫应答很轻微，高剂量的人工真皮修复材料引起的免疫应答比低剂量略高，但是与 NC 组相比仍没有显著差异。产品激发的免疫反应仅在材料植入后短期内存在，持续时间不长，并且随着胶原的降解，反应逐渐减弱，不会引起慢性免疫效应。总之，双层人工真皮免疫原性很低，不会刺激机体产生强烈的免疫应答，免疫安全性较高。

3.4.3 临床免疫研究

为了进一步确保产品的免疫安全性，在临床研究中，对患者分别于术后1周、2周、1个月进行了血常规（RBC、WBC、HGB、PLT）、肝功能（ALT、AST）、肾功能（BUN、CRE）、血清免疫球蛋白（IgM、IgG）等指标的观察，没有异常情况发生，且与对照组没有显著性差异。

综上所述，双层人工真皮通过体内外免疫安全性研究证明其免疫原性很低，不会刺激机体产生强烈的免疫应答，具备良好的免疫安全性。

3.5 灭菌工艺研究

3.5.1 概述

双层人工真皮属于无菌植入产品，在产品包装后需通过灭菌措施达到无菌要求。为确保双层人工真皮质量的持续可靠，确保灭菌过程确认顺利完成，对双层人工真皮灭菌方式的选择进行论证分析，最终选择高能电子束作为双层人工真皮的灭菌方式。

3.5.2 常用灭菌方法

常用灭菌方法有：压力湿热灭菌、干热灭菌、环氧乙烷灭菌及辐照灭菌四种。

压力湿热灭菌是指将物品置于灭菌柜内利用高压饱和蒸汽或流通蒸汽、过热水喷淋等手段使微生物菌体中的蛋白质、核酸发生变性而杀灭微生物的方法。温度为120～134℃，压力为0.125～0.155MPa。流通蒸汽不能完全杀灭细菌孢子，一般可作为不耐热无菌产品的辅助灭菌手段。该法灭菌能力强，为热力学灭菌中最有效、应用最广泛的灭菌方法。药品、容器、培养基、无菌衣、胶塞以及其他遇高温潮湿不发生变化或损坏的物品，均可用本法灭菌。

干热灭菌适用于耐高温但不宜用湿热灭菌法灭菌的产品，如玻璃器皿、金属材质容器、纤维制品、固体试药等。灭菌条件一般为（160～170℃）×120min以上、（170～180℃）×60min以上或250℃×45min以上。

环氧乙烷灭菌在温度45～55℃，湿度30%～90%条件下，通过环氧乙烷气体穿透到产品内部杀灭微生物，属于低温灭菌，适用于易透气包装且解析性能良好的医疗器械，但该方法有环境污染和环氧乙烷残留的风险。另外环氧乙烷溶于水，且能与水反应生成乙二醇，因此也不适用于含水医疗器械的灭菌。

辐照灭菌指用放射性核素钴-60和铯-137的γ辐照装置，以及使用电子束或X射线发生器装置进行的灭菌。在辐照过程中，γ射线穿透辐照货箱内的货物，作用于微生物，直接或间接破坏微生物的核糖核酸、蛋白质和酶，从而杀死微生物，起到消毒灭菌的作用。该法具有以下优点：(1)灭菌效果彻底，不受包装及产品结构影响；(2)灭菌过程快，且无毒无残留；(3)辐照消毒灭菌不需加热，是一种"冷消毒"法；(4)γ射线穿透力强，加工时不需要打开产品包装。

3.5.3 高能电子束灭菌

高能电子束灭菌是由电子加速器产生高能电子，作用于微生物，直接或间接破坏微生物的核糖核酸、蛋白质和酶，从而杀死微生物，起到灭菌的作用。利用高能电子束灭菌的特点是[27]：(1)快速辐照。电子束辐照加工时间短，例如对一箱产品杀菌，耗时仅 1min，而用 γ 源辐照可能要数十分钟；(2)吸收剂量均匀。采用动态的传送装置，产品吸收剂量的不均匀度<5%。一次性大批量加工或小批量加工，加工方式灵活而且速度快；(3)无任何毒性和残留，不添加任何化学试剂，不影响产品原有成分和品质；(4)可事先对产品密封包装，在辐照时不拆产品包装箱。能快速、安全通过，无二次污染；(5)无环境污染。关机后无射线，安全可靠。

此外，与其他辐照灭菌方式相比，在同样灭菌剂量下，高能电子束对双层人工真皮的质量影响相对较小。当 γ 射线剂量为 10kGy 时，胶原会被破坏[28]，而电子束灭菌对胶原-GAG 组成的基质破坏性不大。此外，高能电子束灭菌加工时间更短，意味着减少自由基与氧分子相互作用，减少产生臭氧或氧化物，最终减少因产品氧化作用而对产品造成的损伤[29]。因此，高能电子束作为一种新兴的辐照灭菌方式，适合于胶原-硫酸软骨素基质的灭菌应用。双层人工真皮属于最终灭菌产品，由于胶原对热、辐照等因素的耐受性较低，综合分析各种灭菌方式，产品最终选择以高能电子束灭菌方式进行灭菌。

3.6 动物实验研究 ◂◂◂

3.6.1 概述

双层人工真皮下层由可降解吸收的 I 型胶原蛋白和硫酸软骨素组成。在机体内，胶原具有结构蛋白的功能，可抵抗中性蛋白酶的分解作用，但特异性的胶原酶可在距 N 端约 1/4 的位置断裂其自然螺旋结构。在三股螺旋结构破裂后，胶原分子可由明胶酶和非专一性蛋白酶进一步分解成小肽和氨基酸[30]。胶原具有良好的生物降解性，体内通过胶原酶被降解，降解产物由于细胞的吞噬作用而被细胞吸食，可作为组织细胞的营养成分被人体吸收利用[31,32]。硫酸软骨素用于体内移植或注射，无炎症和变态反应，在动物体内可被降解为氨基葡萄糖参与代谢，表现出良好的生物相容性和生物可降解性[33]。其降解产生的氨基葡萄糖通过生物屏障迅速弥散到血液，并分布到组织和器官。硫酸氨基葡萄糖经肝脏代谢为较小的分子，最终分解为二氧化碳、水和尿素。口服量的 10% 从尿排泄，11% 经粪便排出，其余大部分以二氧化碳形式经呼吸道排出。因此，无论是胶原还是硫酸软骨素，它们都能在体内发生生物降解，降解产物为无毒的小分子氨基酸或氨基葡萄糖，具有良好的生物相容性和生物安全性。胶原-硫酸软骨素基产品在体内也能发生降解，Philandrianos C 等[34]通过动物试验证实了胶原-硫酸软骨素基材料可完全降解。

综上，大量研究表明胶原、硫酸软骨素、胶原和硫酸软骨素复合物在体内外能够完全降解，且能明确它们的降解终产物。为进一步确保产品的安全有效性，进行动物实验研究，包括体内降解、免疫原性和有效性评价研究。

3.6.2 体内降解研究

3.6.2.1 双层人工真皮体内降解研究

体内降解实验采用双层人工真皮(Lando®)和美国进口人工真皮(Integra®)进行体内降解性能对比实验。在家兔背部两侧皮下分别植入双层人工真皮和美国进口人工真皮，分别在 21 天、30 天、60 天、90 天和 120 天观察并取样检测。切片结果见图 3-14。

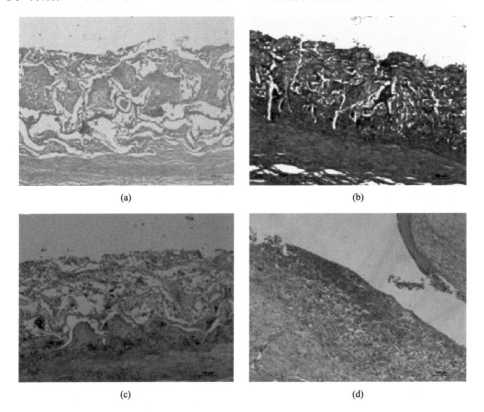

(a)

(b)

(c)

(d)

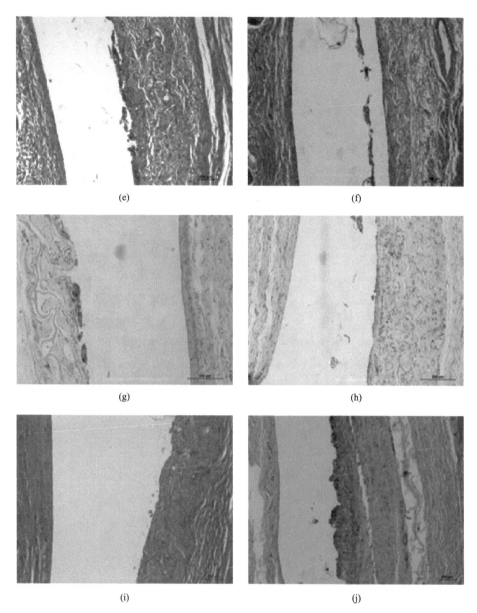

图 3-14　双层人工真皮实验组和进口产品对照组不同时间点 HE 染色图（放大倍数×100）

（a）、（c）、（e）、（g）、（i）分别为实验组样品植入后 21 天、30 天、60 天、90 天、120 天的 HE 染色图；

（b）、（d）、（f）、（h）、（j）分别为对照组样品植入后 21 天、30 天、60 天、90 天、120 天的 HE 染色图

　　实验组和对照组在 21 天时，真皮层（下层）还能保持完整的形态，但可以看出细胞、组织及血管垂直于植入界面往支架深处长入。支架与创面的界面处及支架中可见吞噬细胞、多核巨细胞等急性炎症细胞的分布及炎症细胞如淋巴细胞、粒

细胞等细胞浸润，两组炎症细胞的数量相当。30 天时，新生的细胞、组织及血管进一步增多，仍能观察到人工真皮支架的整体形貌大部分保持完整，疏松的结缔组织内始终存在一个不规则的囊腔，腔内可见无色透明的硅胶碎片。实验组与创面的界面处及下层支架中可见吞噬细胞、多核巨细胞等急性炎症细胞的分布及炎症细胞如淋巴细胞、粒细胞等细胞浸润，炎症细胞的数量基本呈逐渐减少趋势，对照组个别切片炎症细胞的数量多于实验组。

　　第 60 天，实验组和对照组均能观察到疏松脂肪结缔组织中有一长囊腔，囊内仍可见红染膜片状植入材料，囊壁由纤维细胞和胶原纤维包绕而成，偶见淋巴细胞和吞噬细胞浸润。第 90 天时，实验组和对照组仍可见少量人工真皮支架材料尚未完全降解。囊壁趋于变薄，胶原纤维趋于致密。囊壁中的淋巴细胞逐渐减少，90 天时偶见淋巴细胞浸润，直至消失。第 120 天，双层人工真皮与对照组基本完全降解，个别切片有少许未降解完的支架材料，胶原纤维分布渐趋致密。结果表明，两组样品的降解速率基本一致，无明显差异。

　　另外，在临床研究过程中，经过医院伦理审查和病人知情同意后，在双层人工真皮植入后 14 天和 3 个月后分别在创面取少量样品进行组织学观察分析。取样组织去掉表皮层后，对真皮层进行 Massion 染色，组织学评价结果如图 3-15 所示。结果可知：图 3-15(a) 中真皮层的支架内部大量毛细血管形成，未见炎症细胞浸润，支架保持完整，箭头所指部位为真皮层与创面的界面。图 3-15(b) 箭头指示的部位为标准的毛细血管组织，毛细血管横切面由内皮细胞围成。术后 3 个月，在某受试者手臂植入双层人工真皮处，取少量组织进行 HE 染色，结果如图 3-16 所示。可见角质层、颗粒层、表皮棘细胞组织学形态与正常皮肤组织无差别。真皮层胶原纤维无明显增生，且在视野内无明显材料残留。该结果直接证明了双层人工真皮产品在 3 个月内可以完全降解。

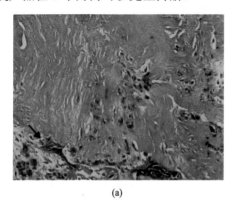 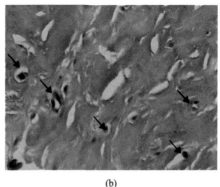

(a)　　　　　　　　　　　　　　　　(b)

图 3-15　术后 14 天双层人工真皮使用部位 Massion 染色图

图 (a)、(b) 分别是 ×100 和 ×400 图；蓝色部分为人工真皮的真皮层；箭头所指的红色部位为细胞或毛细血管

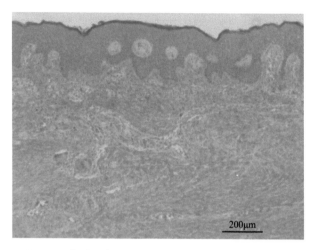

图 3-16 术后 3 个月双层人工真皮使用部位 HE 染色图
表皮层和真皮层组织结构同人体正常皮肤组织接近

3.6.2.2 猪模型实验研究

大动物实验采用猪背部急性单纯性全层皮肤缺损模型，随机分为实验组和对照组，实验组移植 5cm×5cm 的双层人工真皮(Lando®)，对照组移植进口人工真皮产品。人工植皮移植 14 天后，取自体刃厚皮移植封闭创面(二期手术)。

由图 3-17 大体观察结果可知，实验组双层人工真皮移植术后 7 天可见支架覆盖创面，色泽红润，未出现出血、渗液、感染等情况。14 天后剥离硅胶层行二期自体皮移植。人工真皮移植术后 6 周，创面未见明显挛缩，12 周创面基本完全修复，结果表明双层人工真皮可克服植皮区色素沉着、皮片挛缩的缺陷，增强创面愈合后皮肤弹性、柔韧性及机械耐磨性，且能有效地控制创面挛缩，从而改善创面愈合的外观与功能。创面大体观察对比分析表明，实验组和对照组创面愈合情况无明显差异。

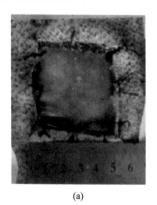
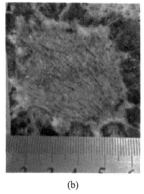
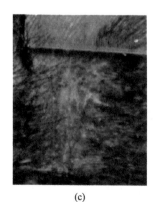

(a)   (b)   (c)

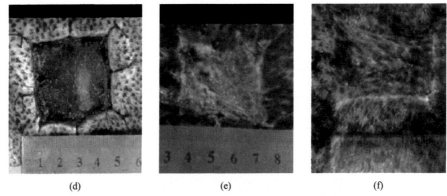

(d)   (e)   (f)

图 3-17   猪背部急性单纯性全层皮肤缺损模型

(a)、(b)、(c)为实验组，分别为植入 1 周、6 周和 12 周效果图；(d)、(e)、(f)为对照组，
分别为植入 1 周、6 周和 12 周效果图

　　由组织切片 HE 染色图 3-18 可知，实验组和对照组人工真皮植入早期，支架内可见中性粒细胞、淋巴细胞等一定量炎症细胞浸润，没有异物肉芽肿或较多的巨噬细胞聚集，说明两组材料均不会引起明显的异物反应，表现出较好的生物相容性。人工真皮植入 28 天后炎症反应明显消退，支架内仍可见少量支架碎片，成纤维细胞分泌的新生胶原已完全填充支架移植处。此时，移植的自体皮已经存活，其皮嵴清晰可见，且与支架紧密贴合。84 天时两组材料均完全降解，支架移植处胶原进一步熟化。

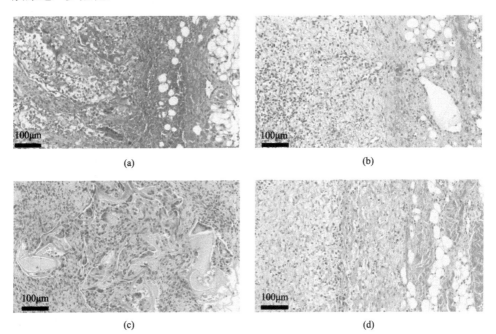

(a)   (b)

(c)   (d)

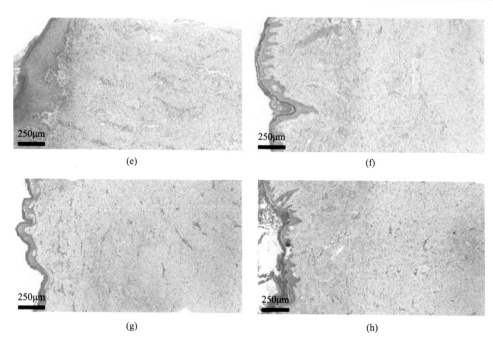

图 3-18　猪背部急性单纯性全层皮肤缺损修复取样 HE 染色图

(a)、(c)、(e)、(g) 为实验组，分别为植入 7 天、14 天、28 天、84 天 HE 染色图；

(b)、(d)、(f)、(h) 为对照组，分别为植入 7 天、14 天、28 天、84 天 HE 染色图

研究表明[35,36]，瘢痕组织中的胶原纤维表现为高度定向排列。瘢痕形成取决于创面收缩，是一种创面收缩后的愈合过程。在创面愈合过程中，创面表面高度定向的可收缩细胞(肌成纤维细胞)密集结合诱发强收缩，且合成的胶原纤维沿细胞长轴方向高度定向，导致瘢痕形成。人工真皮植入后，肌成纤维细胞通过整合素-配体反应黏附在人工真皮表面，变得分散并分布在支架的孔中，合成的胶原纤维随机排列，类似于正常真皮组织。因此，人工真皮通过真皮再生的方式，而非创面收缩和瘢痕生成的方式，使创面愈合。

参 考 文 献

[1] Yannas I V, John F. Burke. Design of an artificial skin. I. Basic design principles[J]. Journal of Biomedical Materials Research, 1980, 14: 65-81.

[2] D. Spruit and K. E. Malten. The regeneration rate of the water vapor loss of heavily damaged skin[J]. Dermatologica, 1966, 132: 115-123.

[3] 王成传, 蒲志彪, 刘洪斌, 等. 湿性疗法创面不显性失水的临床研究 (三) [J]. 中国烧伤创疡杂志, 1999, 2: 78-81.

[4] S. Suzuki, K. Kawai, F. Ashoori, N. et al. Long-term follow-up study of artificial dermis composed of outer silicone layer and inner collagen sponge[J]. British Journal of Plastic Surgery, 2000, 53: 659-666.

[5] S. R. Caliari. Design and characterization of an aligned collagen-GAG scaffold-membrane composite with soluble factor presentation for tendon tissue engineering[D]. Champaign: University of Illinois at Urbana-Champaign, 2010.

[6] 马列, 高长有, 沈家骢. 胶原基真皮再生支架的微结构控制[J]. 生物医学工程学杂志, 2004, 21(2): 311-315.

[7] 程树军, 黄锦桃,李卉, 等. 几种真皮支架的体内组织相容性比较[J]. 中国比较医学杂志, 2006, 6(16): 327-330.

[8] 向军, 青春, 廖镇江, 等. 真皮 "生物模板" 对创面愈合中肌成纤维细胞形成和凋亡的影响[J]. 中华创伤杂志, 2004, 20(2).

[9] Yannas I V ,Tzeranis D S , So P T C . Regeneration mechanism for skin and peripheral nerves clarified at the organ and molecular scales[J]. Current Opinion in Biomedical Engineering, 2018, 6:1-7.

[10] Yannas I V,Burke J F. Design of an artificial skin. I. Basic design principles[J]. Journal of Biomedical Materials Research, 1980, 14: 65-81.

[11] 奚廷斐. 医疗器械生物学评价[M]. 北京: 中国标准出版社, 2012.

[12] GB/T 16886 医疗器械生物学评价.

[13] GB 14233.2 2005 医用输液、输血、注射器具检验方法　第 2 部分: 生物试验方法.

[14] 陈丹丹, 彭新洁, 李彦红, 等. 双层人工皮肤的生物相容性研究[J]. 中国药事, 2013(11): 1184-1188.

[15] OECD Guideline for testing of chemicals, 2014.

[16] 中华人民共和国药典-2015 版第三部 通则 1142.

[17] 中华人民共和国药典-2015 版第三部 通则 1143.

[18] Roessner E D, Vitacolonna M, Hohenberger P. Confocal laser scanning microscopy evaluation of an acellular dermis tissue transplant (Epiflex®) [J]. PloS one, 2012, 7(10): e45991.

[19] Moore M A, Samsell B, Wallis G, et al. Decellularization of human dermis using non-denaturing anionic detergent and endonuclease: a review[J]. Cell and tissue banking, 2015, 16(2): 249-259.

[20] YY/T 0606.25—2014 组织工程医疗产品第 25 部分: 动物源性生物材料 DNA 残留量测定法: 荧光染色法.

[21] YY/T 1561—2017 组织工程医疗器械产品　动物源性支架材料残留 α-Gal 抗原检测.

[22] 冯卫, 付莉, 裴福兴, 等. Alpha—Gal 异种移植抗原在猪骨中的分布研究[J]. 中国实验诊断学, 2009, 13(3): 343-345.

[23] 彭珊瑛, 王文杰. 异种移植中 Galα(1,3)Gal 抗原的研究近况[J]. 生理科学进展, 2003, 34(03): 248-250.

[24] 柯林楠, 方玉, 单永强, 等. α-Gal 抗原与动物源性医疗器械免疫原性风险控制[J]. 中国组织工程研究, 2014(25): 4051-4056.

[25] Stephen F. Badylak, Thomas W. Gilbert. Immune Response to Biologic Scaffold Materials[J]. Semin Immunol, 2008, 20(2): 109-116.

[26] Wei W, Lin Z, Lei S, et al. Biocompatibility and Immunotoxicology of the Preclinical Implantation of a Collagen-based Artificial Dermal Regeneration Matrix[J]. Biomed Environ Sci, 2018, 31(11): 829-842.

[27] 电子束辐照技术及其应用 http://www.chinagray.cn/display.asp?id=24.

[28] Cheung DT1, Perelman N, Tong D, Nimni ME. The effect of gamma-irradiation on collagen molecules, isolated alpha-chains, and crosslinked native fibers[J]. J Biomed Mater Res, 1990, 24(5): 581-9.

[29] Collagen/glycosaminoglycan matrix stable to sterilizing by electron beam radiation. Patent No. US 6969523.

[30] 付小兵, 吴志谷. 现代创伤敷料理论与实践[M]. 北京: 人民卫生出版社, 2007, 8.

[31] 刘多静, 刘长勇, 徐圆圆, 等. 胶原支架在组织工程角膜中的研究进展[J]. 生物医学工程与临床, 2014, 03: 291-295.

[32] 陶新知. 胶原蛋白——生命之基[J]. 医药化工, 2006, 3: 11-18.

[33] 张青, 凌沛学, 陈磊. 硫酸软骨素在骨科中的应用[J]. 食品与药品, 20101, 12(7): 292-294.

[34] Philandrianos C, Andrac-Meyer L, Mordon S, et al. Comparison of five dermal substitutes in full-thickness skin wound healing in a porcine model[J]. Burns Journal of the International Society for Burn Injuries, 2012, 38(6): 820-829.

[35] Yannas I V, Tzeranis D S, So P T C. Regeneration of injured skin and peripheral nerves requires control of wound contraction, not scar formation[J]. Wound Repair and Regeneration, 2017, 25(2): 177-191.

[36] Yannas I V, Tzeranis D S, So P T. Regeneration mechanism for skin and peripheral nerves clarified at the organ and molecular scales[J]. Current Opinion in Biomedical Engineering, 2018, 6: 1.

第4章

人工真皮修复材料在深度烧冻伤创面治疗中的应用

4.1 绪论 ◀◀◀

　　烧冻伤是指由物理或化学致伤因素引起的皮肤、黏膜急性损伤，严重者可伤及皮下或/和黏膜下组织，如肌肉、骨、关节甚至内脏。致病因素包括火焰烧伤、电烧伤、化学烧伤、冷冻伤等。因烧伤、冻伤导致的深度创面，一般存在体液丢失、吸入性损伤或者严重感染等并发症，需要及时清除坏死组织，并提供创面覆盖，保护创面、防止体液丢失、防止感染，同时尽可能地恢复创面外观和功能。人工真皮替代物在 20 世纪 90 年代上市，已大量应用于深度烧伤创面的治疗[1-3]，被证实为一种安全有效的新治疗方法。与传统的自体刃厚皮移植相比，人工真皮修复的创面瘢痕增生不明显，具有良好的外观和功能；供皮区取皮薄，愈合快，可多次供皮；此外，对于大面积烧伤病人，还可缩短其住院时间[1]。也有文献报道[4]，使用人工真皮封闭创面，可以有效减少创面水分及蛋白质的丢失。通过减少早期营养损失，可以降低大面积烧伤病人的营养需求，有助于早期救治。人工真皮材料易得，来源丰富，不仅能够提供即时覆盖，还能够引导真皮组织再生，而且对供皮区损伤小，是治疗大面积深度烧冻伤创面的良好真皮替代物，目前已成为深度烧冻伤创面修复的可选方案之一[5]。

4.2 病例展示 ◀◀◀

　　病例 1　患者女，51 岁，全身大面积烧伤。右手背创面切痂后予以双层人工真皮(Lando®，本专著中的病例使用产品全部由深圳齐康医疗器械有限公司提供)移植，二期自体皮移植，见图 4-1。

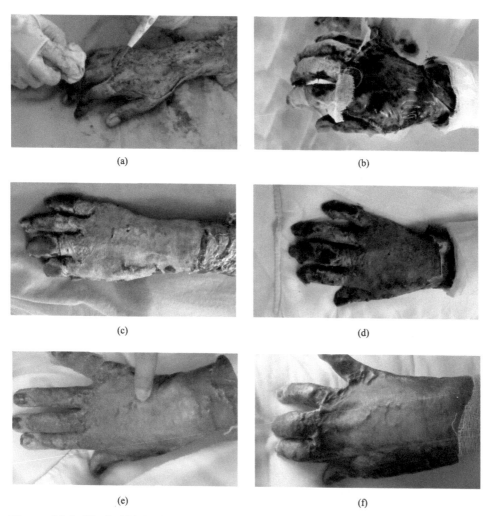

图 4-1　(a)右手切痂后创面；(b)双层人工真皮移植后 7 天：创面无积血、积液；(c)14 天后揭去硅胶层，胶原层充分血管化，移植刃厚皮；(d)植皮 7 天后：移植皮片存活，与创面贴合紧密；(e)人工真皮移植术后 3 个月：未见明显瘢痕增生及挛缩；(f)人工真皮移植术后 6 个月：手背人工真皮修复部位皮肤颜色与正常皮肤相似，柔软有弹性，掌指关节（人工真皮未使用部位）部分瘢痕增生及挛缩

　　病例 2　患者男，38 岁，因右足化学烧伤后入院。创面削痂，见跟腱及足背部分肌腱外露，在肌腱外露处移植双层人工真皮，见图 4-2。

　　病例 3　患者男，40 岁，左颞部、面部电击伤。清创后可见少量颞肌和颅骨外露。行双层人工真皮移植，两周后人工真皮充分血管化，再行自体刃厚皮片移植，见图 4-3。

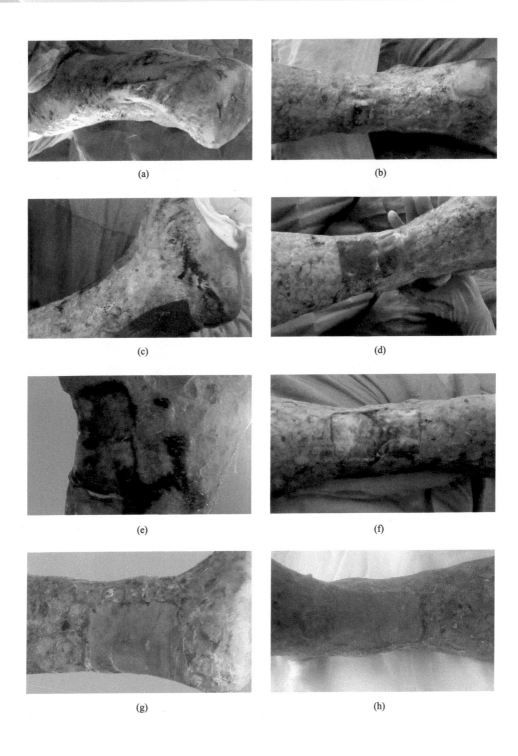

(a)

(b)

(c)

(d)

(e)

(f)

(g)

(h)

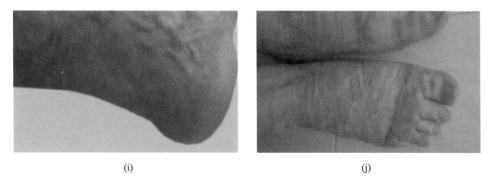

(i)　　　　　　　　　　　　　(j)

图 4-2　(a)、(b)右足削痂术后部分跟腱外露；(c)、(d)使用双层人工真皮覆盖外露跟腱；(e)、(f)移植双层人工真皮后 14 天：可见胶原层充分血管化，行自体刃厚皮片移植；(g)、(h)移植自体皮片 7 天后：自体皮存活良好；(i)、(j)人工真皮移植 3 年后随访：人工真皮移植部位外观接近正常皮肤，柔软度及弹性可，无明显瘢痕增生及挛缩

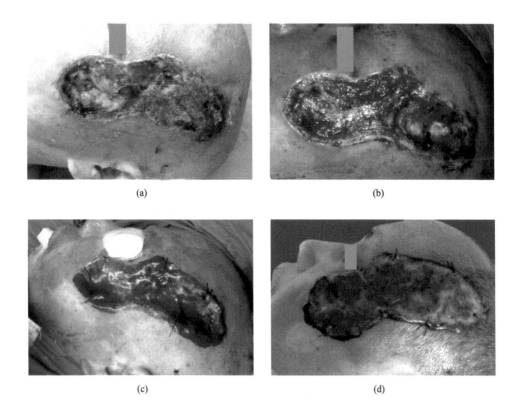

(a)　　　　　　　　　　　　　(b)

(c)　　　　　　　　　　　　　(d)

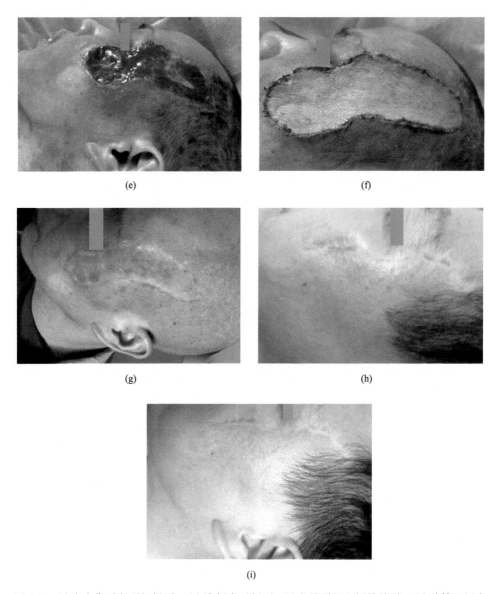

图 4-3　(a) 电击伤后左颞部创面；(b) 清创术后创面可见少量颞肌和颅骨外露；(c) 移植双层人工真皮；(d) 人工真皮移植后第 8 天；(e) 移植人工真皮后第 15 天，胶原层血管化良好，移植自体刃厚皮；(f) 自体皮移植术后第 10 天：自体皮片存活良好；(g) 自体皮片移植术后 3 个月：植皮区颜色与周围正常皮肤相近，未见明显瘢痕增生及挛缩；(h)、(i) 术后 2 年、3 年随访：植皮区域与周边正常皮肤无明显差别

病例 4　患者男，25 岁。彻底清创后，见右手食指外侧肌肉外露。创面行双层人工真皮移植，待血管化良好后行二期自体皮移植，见图 4-4。

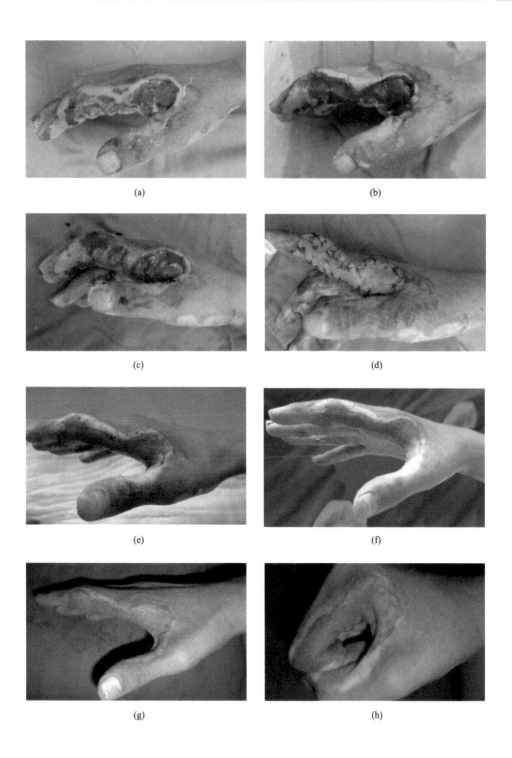

(a)

(b)

(c)

(d)

(e)

(f)

(g)

(h)

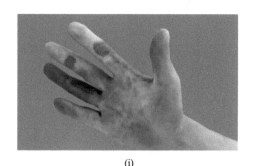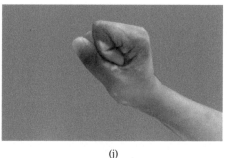

(i)　　　　　　　　　　　　　(j)

图 4-4　（a）右手液态氩气冻伤创面；（b）行双层人工真皮移植；（c）人工真皮移植后 14 天：揭除硅胶层，可见胶原层血管化良好；（d）自体皮移植；（e）自体皮植皮后第 15 天：存活良好；（f）自体皮移植术后 1 个半月：植皮创缘部分瘢痕增生；（g）、（h）术后 3 个月：植皮区未见明显瘢痕增生，颜色与正常皮肤相似，具有良好的柔软度；（i）、（j）自体皮移植术后两年随访：未见明显瘢痕增生，无明显功能障碍，少量色素沉着

　　病例 5　患者男，17 岁，右手掌机器热压伤，全层皮肤坏死，伴肌腱外露。创面一期移植双层人工真皮，二期移植自体刃厚皮片，远期疗效良好，见图 4-5。

　　病例 6　患者男，爆燃事故中双手化学烧伤，彻底清创后，移植双层人工真皮，二期自体皮移植修复创面，见图 4-6。

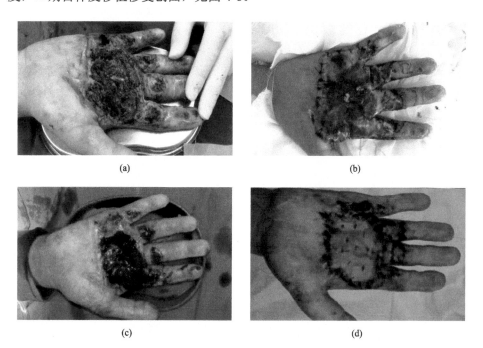

(a)　　　　　　　　　　　　　(b)

(c)　　　　　　　　　　　　　(d)

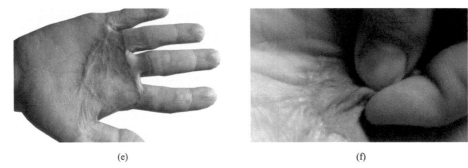

图 4-5　(a)右手掌创面清创术后：移植双层人工真皮；(b)人工真皮移植后第7天：人工真皮胶原层血管化良好；(c)双层人工真皮移植后第18天：人工真皮硅胶层可轻松揭除，创面尺侧边缘已自行上皮化，胶原层呈果冻状，色泽红润，行自体刃厚皮片移植；(d)自体皮移植术后第5天：与创面基底贴附紧密，无积血积液，存活良好；(e)、(f)自体皮移植术后两年半随访：植皮区域外观平整，边缘轻度瘢痕增生，肤色近于正常，弹性良好

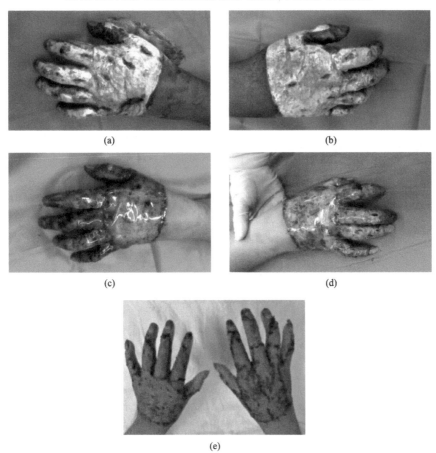

图 4-6　(a)、(b)双手化学烧伤后创面；(c)、(d)切痂后移植双层人工真皮；(e)自体皮移植后1周，存活良好

4.3　本章小结　◀◀◀

　　2014 年 4 月份，双层人工真皮（Lando®）开始进行临床试验。在整个临床试验过程中，共观察了 30 例烧冻伤病人，包含火焰烧伤、机器热压伤、电烧伤、化学烧伤及低温液体冻伤，其中 20 例应用了双层人工真皮产品，另外 10 例应用了某进口对照组产品。统计分析结果表明试验组植皮存活率和术后 3 个月温哥华瘢痕量表评价均优于进口对照组。术后 2～3 年的随访结果表明，双层人工真皮的远期临床效果稳定，相对某进口对照组产品优势更加明显，且统计学结果存在显著性差异。

　　烧冻伤创面应尽早去除坏死组织、及时修复创面。国内外临床研究证实，人工真皮用于治疗功能部位深Ⅱ度、Ⅲ度烧伤创面[6,7,8]，可以即时覆盖创面、减少体液流失、降低感染率、抑制瘢痕形成、减少功能障碍。

　　面积较大的深度烧冻伤创面，经切削痂去除坏死组织后，若创面渗液较多，可对人工真皮打孔后进行引流以减少真皮下积液、促进血管化[9]。对于功能部位的深Ⅱ度、Ⅲ度烧伤创面，移植自体皮片时，如人工真皮血管化充分，可选用稍厚的自体皮片，以获得更稳定的耐磨性能[10]。清创后伴骨、肌腱外露的创面参照第 6 章和第 7 章内容。此外，深度烧伤创面切痂后，可适当保留部分健康的脂肪组织，但当脂肪组织残留较多时，人工真皮移植后可能会因脂肪组织血供较差或脂肪液化从而导致移植失败。因此，脂肪层的保留量应慎重。如果观察到脂肪层液化、坏死甚至感染时，需彻底去除脂肪层，获得良好血供的创基后再移植人工真皮[11]。

参 考 文 献

[1] Heimbach D, Luterman A, Burke J, et al. Artificial dermis for major burns. A multi-center randomized clinical trial[J]. Annals of surgery, 1988, 208(3): 313-319.

[2] Heimbach D M, Warden G D, Luterman A, et al. Multicenter postapproval clinical trial of Integra® dermal regeneration template for burn treatment[J]. The Journal of burn care & rehabilitation, 2003, 24(1): 42-48.

[3] Heitland A, Piatkowski A, Noah E M, et al. Update on the use of collagen/glycosaminoglycate skin substitute—six years of experiences with artificial skin in 15 German burn centers[J]. Burns, 2004, 30(5): 471-475.

[4] King P. Artificial skin reduces nutritional requirements in a severely burned child[J]. Burns, 2000, 26(5): 501-503.

[5] Rehim S A, Singhal M, Chung K C. Dermal Skin Substitutes for Upper Limb Reconstruction[J]. Hand Clinics, 2014, 30(2): 239-252.

[6] Widjaja W, Tan J, Maitz P K M. Efficacy of dermal substitute on deep dermal to full thickness burn injury: a systematic review[J]. Anz Journal of Surgery, 2017, 87(6).

[7] 于新国, 朱维平, 吕大兵. 人工真皮和自体刃厚皮复合移植联合负压封闭引流技术治疗电击伤深度创面的临床研究[J]. 感染、炎症、修复, 2015, 16(3): 165-168.

[8] Lee L F, Porch J V, Spenler W, et al. Integra in Lower Extremity Reconstruction after Burn Injury[J]. Plastic & Reconstructive Surgery, 2008, 121(4): 1256-1262.

[9] 中华医学会烧伤外科学分会. 负压封闭引流技术在烧伤外科应用的全国专家共识(2017 版)[J]. 中华烧伤杂志, 2017, 33(3): 129-135.

[10] Valerio I L, Masters Z, Seavey J G, et al. Use of a Dermal Regeneration Template Wound Dressing in the Treatment of Combat-Related Upper Extremity Soft Tissue Injuries[J]. The Journal of Hand Surgery, 2016: S036350231630510X.

[11] 《双层人工真皮临床应用专家共识(2019 版)》编写组. 双层人工真皮临床应用专家共识(2019 版)[J]. 中华烧伤杂志, 2019, 35(10): 705-711.

第 5 章

人工真皮修复材料在外伤性全层皮肤缺损创面治疗中的应用

5.1 绪论

　　随着社会经济的发展，车祸伤、机械伤等复杂的外伤发生率越来越高，且很大一部分外伤伴有严重的皮肤软组织撕脱，甚至导致肌腱、神经或骨外露。由于创面面积大直接缝合很难闭合创面，往往需要移植自体皮片、皮瓣或者采用软组织扩张的方法来修复创面。但是皮片和皮瓣移植各有不足。单纯的刃厚皮移植因真皮成分含量少，瘢痕增生、挛缩严重，远期效果较差。而中厚或全厚皮片和皮瓣移植供区损伤大。至今为止，如何以较小的创伤修复大面积深度创面同时尽可能恢复外观与功能仍是临床医师面临的一个难题。人工真皮的研发与应用，为患者和医生提供了一个新的治疗选择。

5.2 病例展示

　　病例 1　患者男，63 岁，因交通伤导致小腿部分皮肤撕脱，外院行自体皮移植后坏死，转入本院后行彻底清创，一期移植双层人工真皮，二期自体网状皮移植，见图 5-1。

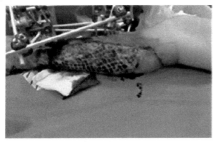
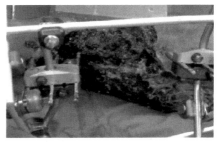

(a)　　　　　　　　　　　　　　　　(b)

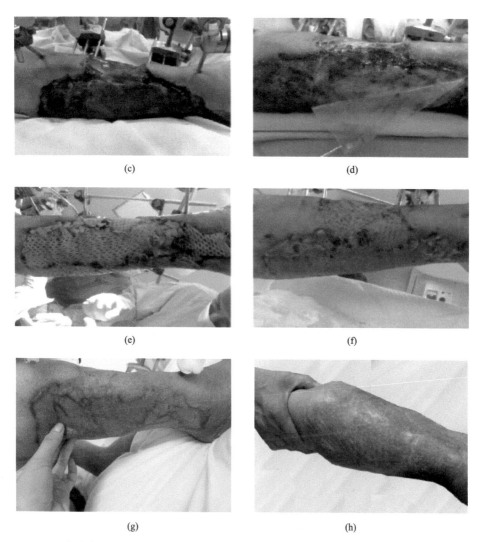

图 5-1　（a）自体皮片移植创面后坏死；（b）彻底清创，去除坏死组织；（c）移植双层人工真皮；（d）双层人工真皮移植后 19 天：揭去硅胶膜，胶原层平整，呈淡红色、半透明果冻状；（e）移植自体网状皮；（f）自体皮移植后 16 天，存活良好；（g）植皮术后 3 个月：轻度色素沉着，未见明显瘢痕增生，质地柔软，弹性可；（h）植皮术后两年半随访：无明显瘢痕增生及挛缩

　　病例 2　患者女，33 岁，车祸致左足背皮肤撕脱，部分肌腱外露。清创后移植双层人工真皮，二期刃厚皮移植，见图 5-2。

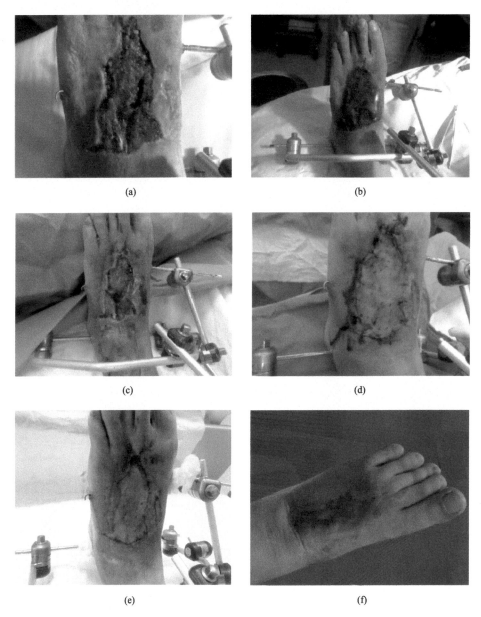

图 5-2　(a)左足背外伤创面；(b)彻底清创后，移植双层人工真皮；(c)10 天后揭除硅胶层，血管化良好；(d)取自体刃厚皮移植，适当打孔以利引流；(e)自体皮移植后 12 天：存活良好；(f)植皮术后 7 个月随访：植皮区轻度瘢痕增生，无明显挛缩

　　病例 3　患者男，63 岁，车祸致左足皮肤撕脱后 9 天收入院。清创后移植双层人工真皮，2 周后行自体刃厚皮片移植，见图 5-3。

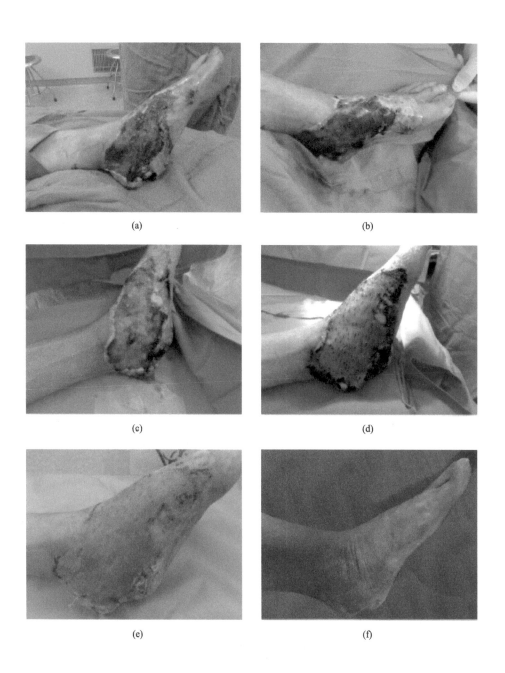

(a)　　　　　　　　　　　　　　　(b)

(c)　　　　　　　　　　　　　　　(d)

(e)　　　　　　　　　　　　　　　(f)

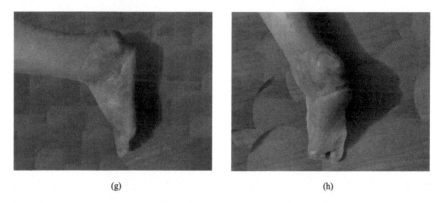

(g)　　　　　　　　　　　(h)

图 5-3　（a）左足皮肤撕脱；（b）清创后，行双层人工真皮移植；（c）双层人工真皮移植后 14 天：胶原层血管化良好；（d）自体刃厚皮移植；（e）自体皮移植后 17 天，存活良好；（f）、（g）、（h）术后 3 年随访：植皮区轻度色素沉着，未见明显瘢痕增生

病例 4　患者男，67 岁，因交通伤致右小腿皮肤撕脱，部分肌肉及血管裸露。创面移植双层人工真皮，二期刃厚皮移植，见图 5-4。

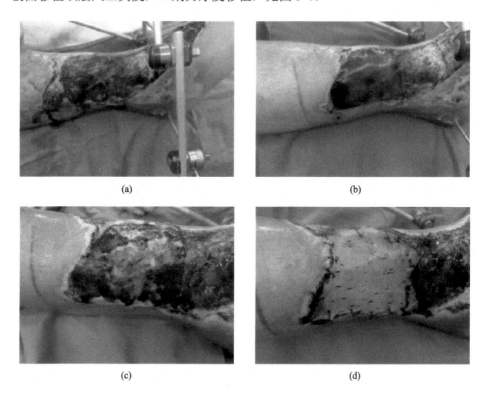

(a)　　　　　　　　　　　(b)

(c)　　　　　　　　　　　(d)

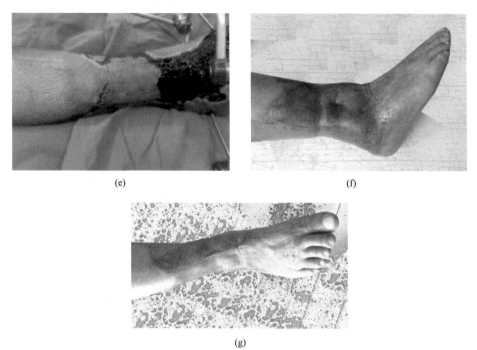

(e)　　　　　　　　　　　　　　(f)

(g)

图 5-4　(a)足背撕脱伤创面；(b)清创后，移植双层人工真皮(踝关节以上区域)；(c)双层人工真皮移植后 14 天：可见胶原层血管化良好，色泽红润，平整规则，无感染、渗液；(d)取自体刃厚皮移植；(e)移植自体皮后 15 天：存活良好；(f)、(g)分别为移植自体皮后两年半和 3 年8 个月随访：未见瘢痕增生及挛缩

病例 5　患者男，39 岁，车祸伤致左下肢皮肤软组织缺损。清创后创面一期行双层人工真皮移植，二期行自体皮移植(图 5-5)。

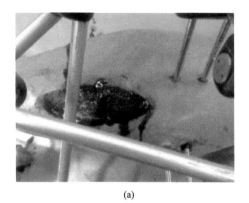
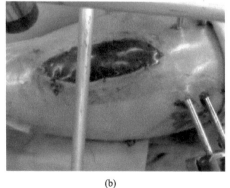

(a)　　　　　　　　　　　　　　(b)

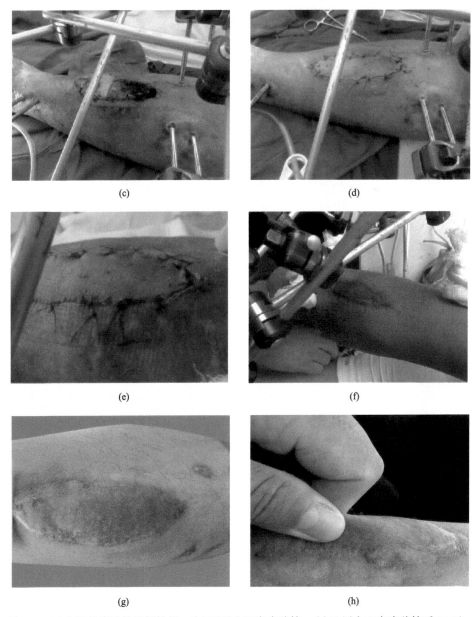

图 5-5　(a)左下足皮肤软组织缺损；(b)双层人工真皮移植；(c)双层人工真皮移植后 18 天：胶原层充分血管化；(d)自体刃厚皮移植；(e)自体皮移植后 14 天：存活良好；(f)植皮后 3 个月：未见明显瘢痕增生，质地柔软；(g)、(h)植皮两年半后随访：植皮区外观良好，未见明显瘢痕增生，质地柔软、弹性好

5.3　本章小结　　◀◀◀

　　人工真皮除了广泛应用于深度烧伤创面修复及烧伤后瘢痕整形外，还有不少文献报道应用于外伤性全层皮肤缺损修复。如有研究者将 Integra 复合自体刃厚皮片用于左臂肘部到手腕的环形撕裂伤治疗，修复部位功能和外观以及皮肤质地（如弹性、柔韧性）均令人满意[1]。有患者因外伤致右大腿皮肤套脱伤，将撕脱分离的皮肤制备刃厚皮冷冻保存。而创面经清创后移植人工真皮，联合负压封闭引流治疗，待人工真皮血管化后，再回植冷冻保存的自体皮，不但成功修复创面，而且感觉和运动功能恢复良好[2,3]。

　　双层人工真皮（Lando®，由深圳齐康医疗器械有限公司提供）用于外伤性全层皮肤缺损创面的修复，术后长期随访，植皮区未见明显挛缩及瘢痕增生。供皮区只需取刃厚皮，损伤小，7～10 天即可愈合，外观和功能恢复良好。

　　然而，外伤性全层皮肤缺损创面往往会沾染各类细菌及各种颗粒污染物，在移植人工真皮之前，需彻底清创。通常，创面周边皮肤清洗后，应用稀释的碘伏溶液、洗必泰（氯己定）或双氧水（过氧化氢）等冲洗创面，随后用大量生理盐水冲洗。如有必要，还可采用负压封闭引流辅助治疗，在确保创面彻底清洁后，再移植人工真皮。合并肌腱、骨外露的深度创面，可多次使用人工真皮，以增加新生真皮的厚度，进而改善创面的轮廓、外观及耐磨性。

参 考 文 献

[1] Wolter T P, Noah E M, Pallua N. The use of Integra® in an upper extremity avulsion injury[J]. British journal of plastic surgery, 2005, 58(3): 416-418.

[2] Dini M, Quercioli F, Mori A, et al. Vacuum-assisted closure, dermal regeneration template and degloved cryopreserved skin as useful tools in subtotal degloving of the lower limb[J]. Injury, 2012, 43(6): 957-959.

[3] Gravvanis A, Deliconstantinou I, Tsoutsos D. Reconstruction of the weight-bearing surface of the foot with integra-grafted latissimus dorsi muscle flap[J]. Microsurgery, 2011, 31(2): 162-163.

第6章

人工真皮修复材料在手外伤
创面治疗中的应用

6.1 绪论 ◀◀◀

　　上肢是人体最重要的活动器官。由于上肢皮下软组织较薄，创伤和烧伤等导致的手外伤创面时常伴有骨、肌腱外露或甲床缺损等，严重者甚至伴有神经或血管损伤[1-2]。这类手部创面由于软组织大量缺损、创基及创周血管损伤、血供差等，如何修复创面，并恢复其功能与外观，仍是临床治疗中的挑战[3]。

　　修复和重建骨、肌腱外露的手外伤创面的传统方法是皮瓣移植[4]。然而皮瓣移植仍存在诸多不足：来源少、供区损伤大，创面愈合后臃肿，影响美观与功能[5]。随着人工真皮材料技术的发展，其被逐渐应用于修复骨、肌腱外露创面。相比于皮瓣移植，人工真皮移植技术简单，可即时覆盖外露的骨、肌腱，并血管化，避免外露的骨、肌腱发生感染[6]、粘连[7]或坏死，最大程度地保留手部功能[8]。人工真皮支架结构能促进成纤维细胞和毛细血管的长入，支架充分血管化后，再移植自体皮片进行修复，植皮存活率高，明显减少供皮区的损伤。除了上肢的功能修复，形成的真皮层中胶原蛋白纤维的排列，接近正常真皮组织，术后创面瘢痕挛缩轻，皮肤弹性好，可获得满意的外观和功能。目前人工真皮在手外科骨、肌腱外露创面的应用均获得了良好的临床效果[9-10]。

6.2 病例展示 ◀◀◀

　　病例1　患者男，33岁，右腕部掌侧电击伤导致5cm×3cm全层皮肤缺损，基底污秽，探查可见肌腱外露。创面清创后行双层人工真皮移植，见图6-1。

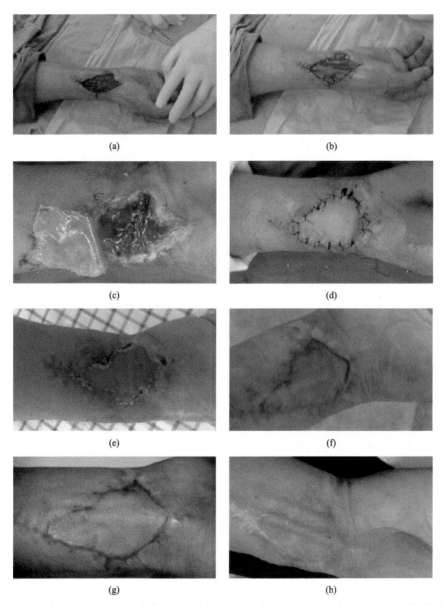

图 6-1　(a)清创，右手腕部皮肤缺损，肌腱外露；(b)移植双层人工真皮；(c)15 天后揭除硅胶层，肌腱全部被覆盖，胶原层呈半透明果冻状，硬度明显高于肉芽组织，创缘周边有新生上皮爬行；(d)刃厚皮片移植；(e)植皮后 20 天：自体皮全部存活；(f)移植自体皮后 3 个半月：外观良好，仅见创缘少量瘢痕形成；(g)移植自体皮后 4 个半月：肤色正常，平整，柔软有弹性；(h)术后 3 年：植皮区皮肤与周边正常皮肤相近，外观良好

　　病例 2　患者男，46 岁，电击伤导致左手皮肤软组织坏死。清创后，部分肌腱外露，行双层人工真皮移植，见图 6-2。

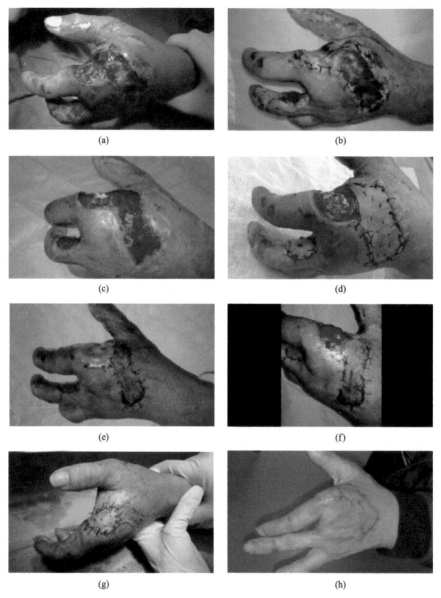

图 6-2 (a)清创后创面：可见掌背部分伸肌腱外露；(b)双层人工真皮移植术后第 4 天：人工真皮贴附紧密，已开始血管化，色泽红润，少许黄色，无渗液渗血，创周无红肿；(c)人工真皮移植后 19 天：揭去硅胶层，胶原层血管化良好，完全覆盖了掌背侧裸露肌腱，而食指处骨外露尚未被覆盖，再次移植双层人工真皮；(d)取 0.15mm 厚自体皮，打孔后覆盖于手掌背侧创面；(e)植皮后第 9 天：掌背侧移植皮片存活；(f)植皮后第 15 天：掌背侧移植皮片全部存活；食指处创面二次移植人工真皮血管化良好；(g)食指处创面行自体皮移植术；(h)术后 3 个月随访：植皮区皮肤颜色正常，无明显瘢痕增生，柔软，痛觉正常，手指活动自如

病例 3 患者男，29 岁，因右手机器热压伤入院。右手创面皮肤蜡白，质似皮革，立即予以切削痂，多根肌腱外露，移植双层人工真皮覆盖创面，见图 6-3。

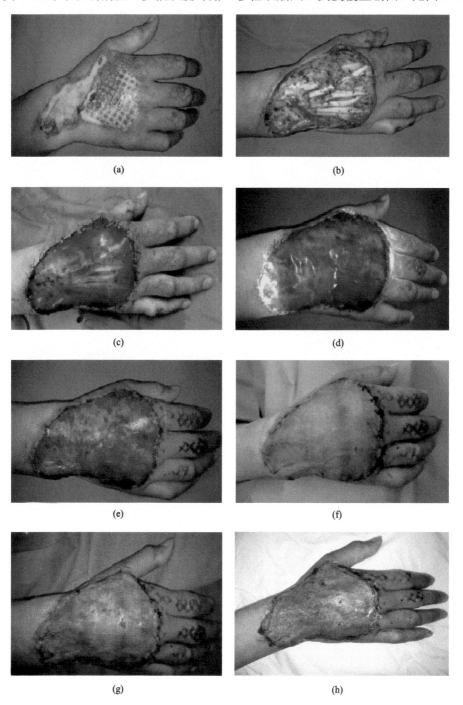

(a)

(b)

(c)

(d)

(e)

(f)

(g)

(h)

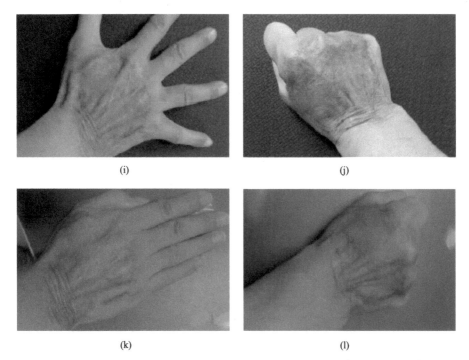

(i)　　　　　　　　　　　　　　(j)

(k)　　　　　　　　　　　　　　(l)

图 6-3　(a)清创前；(b)切削痂后，多根肌腱外露；(c)移植双层人工真皮，皮下肌腱清晰可见；(d)人工真皮移植后第 11 天：人工真皮已开始血管化，色泽红润，少许黄色，无渗液渗血；(e)人工真皮移植后 13 天：揭去硅胶层，胶原层血管化良好，创面新鲜、红润，外露肌腱已被覆盖；(f)取大张自体刃厚皮覆盖创面；(g)植自体皮后第 4 天：皮片呈暗红色，与创面紧密贴附，皮下有少许瘀血，适量打孔、轻压挤出，继续加压包扎；(h)植自体皮后第 11 天，皮片呈紫红色，皮下无渗血渗液；(i)、(j)术后两年半：右手背植皮区皮肤有轻度色素沉着，无明显瘢痕增生，质地较柔软，能正常握拳，伸直手指；(k)、(l)术后 3 年半：手背肤色接近正常，弹性良好。手部功能无障碍，能正常握拳及伸直、弯曲手指

病例 4　患者男，35 岁，右手外伤性损伤，伴肌腱外露，清创后行双层人工真皮移植，见图 6-4。

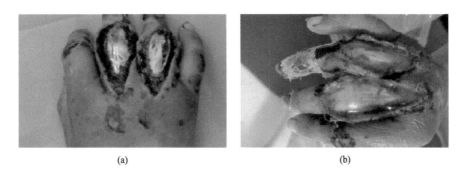

(a)　　　　　　　　　　　　　　(b)

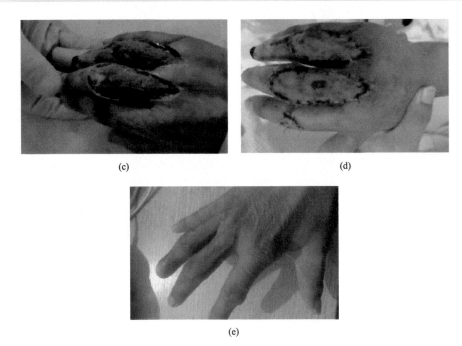

图 6-4　(a)清创后，指伸肌腱外露；(b)移植双层人工真皮；(c)肌腱被血管化真皮支架覆盖；(d)自体刃厚皮移植后 1 周；(e)自体皮移植后 3 个月，植皮区肤色接近正常，无挛缩、瘢痕形成，手指活动无障碍

病例 5　患者男，21 岁，右手手部热压伤，清创后指骨外露，行双层人工真皮移植，见图 6-5。

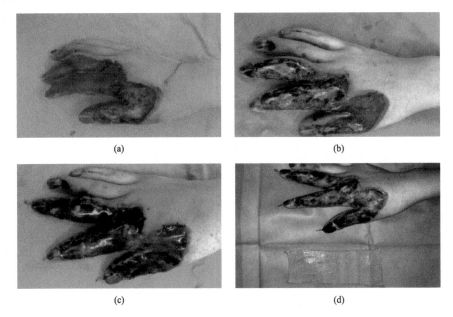

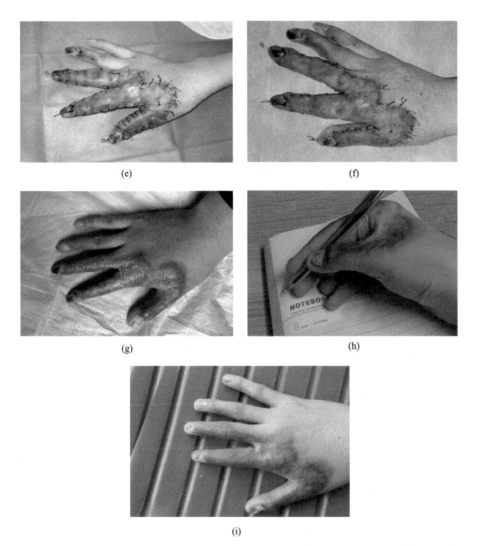

图 6-5 (a)入院时;(b)Ⅰ期清创术后,伴有指骨外露;(c)克氏针固定手指于伸直位,移植双层人工真皮;(d)人工真皮移植后第 3 周:外露指骨完全被覆盖;(e)移植自体刃厚皮;(f)植皮后 11 周,皮片完全存活;(g)、(h)移植自体皮后 28 天,创面平整,手部功能恢复可;(i)移植自体皮后 3 个月,无明显瘢痕及挛缩,手部功能恢复正常

病例 6 患者男,48 岁,挤压伤致手掌骨骨折,清创后左手背侧皮肤缺损伴肌腱外露,创面面积约 3cm×6cm,行双层人工真皮移植,见图 6-6。

病例 7 患者女,52 岁,机器挤压致右手挤压毁损伤,清创后手背侧皮肤缺损伴肌腱外露,肌腱外露面积约 3cm×7cm,行双层人工真皮移植,见图 6-7。

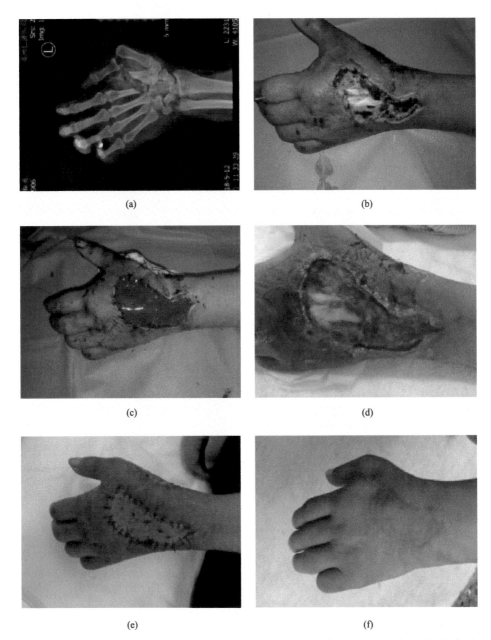

(a)　(b)

(c)　(d)

(e)　(f)

图 6-6　(a) X 光片提示第 2 掌骨骨折，伴腕掌关节、掌指关节多发脱位，予克氏针固定术后，负压封闭引流治疗；(b) 1 周后，移除负压，创面清创后见肌腱外露；(c)、(d) 移植双层人工真皮 15 天后，揭开硅胶层，人工真皮血管化良好，外露肌腱完全被血管化的真皮覆盖；(e) 移植自体皮片；(f) 术后 8 个月，无明显瘢痕增生及挛缩，外观、功能令人满意

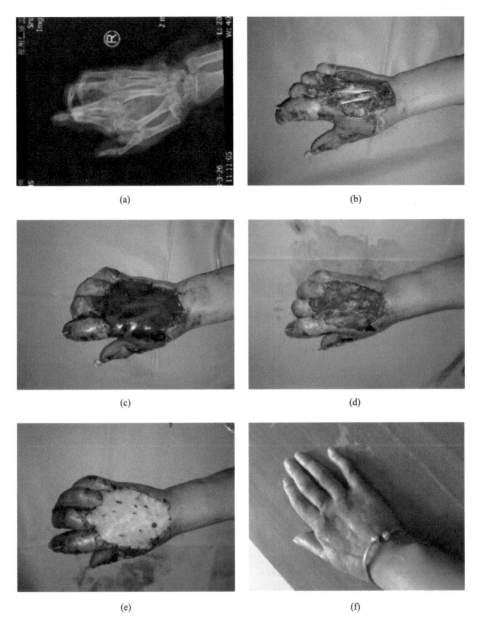

(a)　　　　　　　　　　　　(b)

(c)　　　　　　　　　　　　(d)

(e)　　　　　　　　　　　　(f)

图 6-7　(a) X 光片提示右手多处骨折，予克氏针固定；(b) 清创后创面肌腱外露；(c) 使用双层人工真皮覆盖创面；(d) 术后 10 天，人工真皮充分血管化，外露肌腱完全覆盖；(e) 移植自体皮片；(f) 术后 1 年，创面平整，肤色接近正常，无明显瘢痕增生及挛缩

病例 8　患者男，22 岁，外伤导致左手大拇指指甲缺失，指骨外露。清创后移植双层人工真皮进行修复，未行二期植皮，见图 6-8。

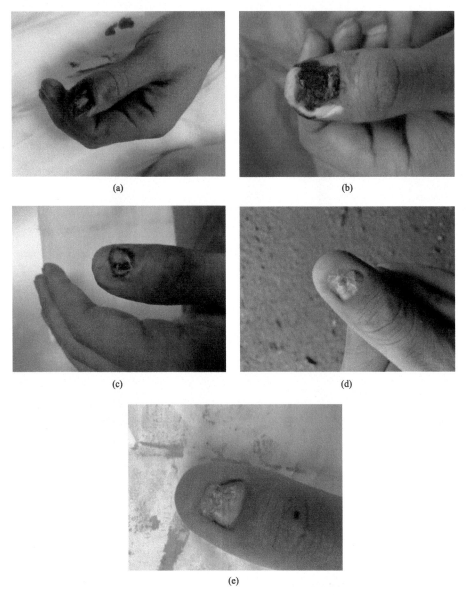

图 6-8　(a)术前，大拇指指甲缺失，指骨外露；(b)移植双层人工真皮第 14 天，揭去硅胶层，创面红润，骨外露已被覆盖；(c)移植人工真皮后 21 天：未行二期植皮，创面自行上皮化愈合；(d)移植人工真皮后两个月：指甲已开始从甲根生长约 1/3；(e)移植人工真皮后 3 个月：指甲生长约 2/3

病例 9　患者女，39 岁，因机器挤伤致右手背皮肤撕脱，自体皮回植术后 8 周余逐渐出现手背皮肤坏死入院，无糖尿病、高血压病史。创面清理后移植双层人工真皮，15 天后移植薄中厚皮片，见图 6-9。

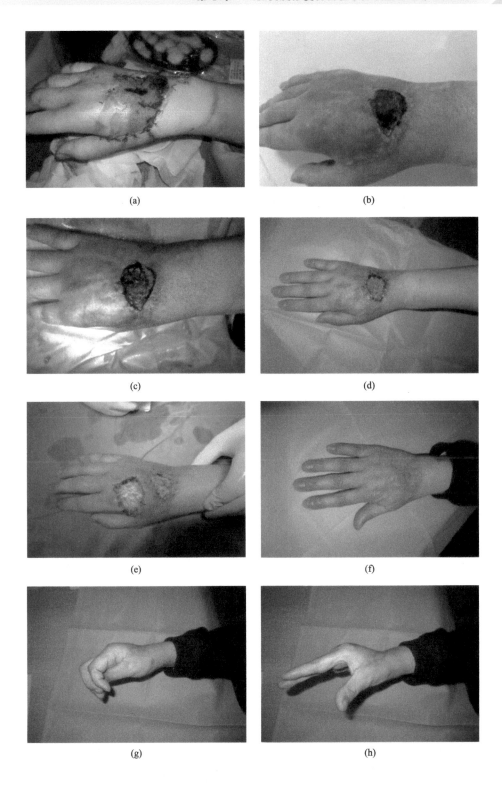

(a)

(b)

(c)

(d)

(e)

(f)

(g)

(h)

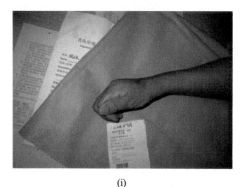
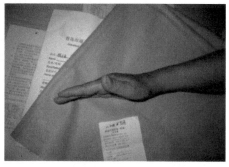

(i)   (j)

图 6-9　(a)手背皮肤撕脱，自体皮回植术后皮肤坏死；(b)坏死皮肤界限清楚；(c)一期清创术后，创面肌腱外露；(d)双层人工真皮移植术后 10 天：人工真皮已开始血管化，色泽红润，少许黄色，无渗液渗血；(e)人工真皮支架移植术后 15 天：揭去硅胶层，胶原层血管化良好，创面新鲜、红润，外露肌腱已被覆盖；(f)自体皮移植后 4 周：外观及质地良好；(g)、(h)自体皮移植术后 4 周，手部屈伸功能可；(i)、(j)自体皮移植后 7 周：右手背植皮区皮肤颜色较浅，无明显瘢痕增生及挛缩，质地较软，能正常握拳和伸直手指，功能恢复良好

　　病例 10　患者女，45 岁，挤压伤致右手部分组织坏死，清创后行双层人工真皮移植，待血管化良好后行自体刃厚皮移植。

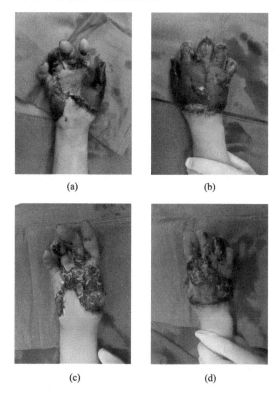

(a)   (b)

(c)   (d)

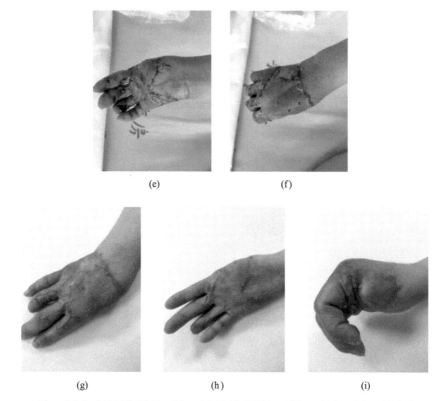

图 6-10　(a)、(b)右手挤压伤创面；(c)、(d)清创后移植双层人工真皮；(e)、(f)自体刃厚皮移植后 3 周，存活良好；(g)、(h)、(i)自体皮移植后 3 个月，肤色接近正常，无明显瘢痕增生

6.3　本章小结 ◀◀◀

　　骨、肌腱外露创面血供差，周围肉芽组织形成缓慢，导致愈合周期长甚至难以愈合[11]，如果处理不当，容易造成骨和肌腱的坏死，严重影响功能[12]。

　　通过上述病例研究，发现双层人工真皮可以修复手部外伤导致的骨、肌腱外露创面，即时快速覆盖外露骨和肌腱，减少肌腱粘连的风险，恢复手部功能，且皮肤质地柔软有弹性，无显著瘢痕挛缩。此外，对比皮瓣移植，人工真皮移植还具有手术操作简单快速，风险低，对供区损伤小和愈合后不臃肿等优点。

　　双层人工真皮应用于上肢骨、肌腱外露创面时需要注意以下几点。

　　(1)创面必须彻底清创和止血，去除坏死组织、瘢痕组织或其他异物，避免后期发生感染或坏死。创面尽可能平整，有利于人工真皮贴附。周围软组织应具有良好的血供，有利于真皮支架的血管化。

（2）较大面积的外露骨，可以在其表面进行适当地钻孔、打磨或开槽，直至骨质表面可见渗血点[13]，但需评估骨髓炎发生的风险。较大面积的骨、肌腱外露创面，愈合时间可能较长，临床治疗中可一次或多次使用人工真皮直至外露骨、肌腱被类真皮组织覆盖[14]，应注意直接接触外露肌腱的人工真皮部分不要打孔，以防止肌腱干燥坏死。

（3）对于创基不佳或渗液较多的创面，清创后可先采用负压辅助治疗一段时间，使创面形成一定的肉芽组织后再进行人工真皮移植。

（4）对于骨、肌腱旁残留空腔者，可以单独采用人工真皮胶原支架层进行填塞，避免后期出现感染或不愈合。

（5）移植自体皮时需考虑创面实际情况，一般建议采用刃厚皮，但对于手掌、指腹等需耐磨部位，可采取较厚皮片。

（6）对于甲床修复，如果甲体生发区保留相对完整（如病例8，图6-8），创面较小，则指甲再生概率大，无需移植自体皮，常规包扎即可，创面可自行上皮化并愈合。通过临床观察，我们发现人工真皮修复甲床缺损伤具有以下优点：①胶原支架层引导类真皮组织生长，对甲床缺损具有良好的修复效果；②手术操作简便易行，易于在基层医院开展；③避免传统的植皮、皮瓣移植、甲床移植及趾甲瓣移植等，不会造成新的供区创伤，患者痛苦小；④术后甲床可部分或完全再生，指甲外观恢复良好。对于伴有骨外露的甲床缺损，也可尝试应用人工真皮。

随着人工真皮技术的发展和不断推广应用，其在手外科骨、肌腱外露创面修复中的疗效也逐渐得到临床的肯定，成为皮瓣移植外的另一种创面修复和重建的选择方案[15]。

参 考 文 献

[1] Tran P, Kavanagh C, Moran S L. Workhorse flaps for soft tissue coverage in the hand[J]. Operative Techniques in Orthopaedics, 2012, 22(3): 119-130.

[2] 张卫峰, 冯亚高, 陶忠生, 等. 人工真皮修复手足部肌腱和骨外露创面[J]. 临床骨科杂志, 2016, 19(4): 448-450.

[3] Bröking K, Germann G. Locoregional soft tissue coverage for defects in the hand[J]. Der Chirurg; Zeitschrift für alle Gebiete der operativen Medizen, 2007, 78(4): 300-307.

[4] 谢仁国, 汤锦波, 茅天, 等. 三种修复手部创面皮瓣的临床疗效评价[J]. 中华手外科杂志, 2009(4).

[5] Yang X, Fang Z, Liu M, et al. Reconstruction of deep burn wounds around the ankle with free fascia flaps transfer and split-thickness skin graft[J]. Journal of Burn Care & Research, 2019.

[6] Ozakpinar H R, Tellioglu A T, Eryilmaz T, et al. A reliable option for wrist soft tissue defects: adipofascial flaps for immediate and late reconstruction.[J]. International Wound Journal, 2013, 10(6): 661-665.

[7] Corradino B, Di Lorenzo S, Barone A A L, et al. Reconstruction of full thickness scalp defects after tumour excision in elderly patients: our experience with Integra® dermal regeneration template[J]. Journal of plastic, reconstructive & aesthetic surgery, 2010, 63(3): 245-247.

[8] Lee L F, Porch J V, Spenler W, et al. Integra in lower extremity reconstruction after burn injury[J]. Plastic & Reconstructive Surgery, 2008, 121(4): 1256-1262.

[9] Weigert R, Choughri H, Casoli V. Management of severe hand wounds with Integra® dermal regeneration template[J]. J Hand Surg Eur Vol. 2011, 36(3): 185-193.

[10] 杜伟力, 周业平, 田彭, 等. 人工真皮修复骨外露创面 23 例效果评价[J]. 中国组织工程研究, 2011, 15(3): 495-498.

[11] 赵娜. 人工真皮联合中厚皮片移植治疗足踝部骨与肌腱外露的护理体会[J]. 中国保健营养旬刊, 2013(8): 402-403.

[12] Lee J W, Yu J C, Shieh S J, et al. Reconstruction of the Achilles tendon and overlying soft tissue using antero-lateral thigh free flap[J]. British journal of plastic surgery, 2000, 53(7): 574-577.

[13] TANAKA Y, HONGO K, TADA T, et al. Protective dural flap for bone drilling at the paraclinoid region and porus acusticus[J]. Neurologia medico-chirurgica, 2003, 43(8): 416-418.

[14] Graham G P, Helmer S D, Haan J M, et al. The use of Integra® Dermal Regeneration Template in the reconstruction of traumatic degloving injuries[J]. Journal of Burn Care & Research, 2013, 34(2): 261.

[15] 弓辰. 新型国产双层人工真皮临床疗效的研究[D]. 上海: 第二军医大学, 2016.

第 7 章

人工真皮修复材料在小腿及足踝部创面治疗中的应用

7.1 绪论 ◀◀◀

　　下肢作为人体的承重部位，承担着支撑人体站立和行走的重要功能。下肢尤其是胫骨前区、踝骨、跟骨、足背等部位的皮肤较薄，因创伤、烧伤、血管性病变等多种原因导致的真皮缺损创面往往伴随着骨外露或肌腱外露。这些区域血供差，一旦处理不当，创面难以愈合，还可能会形成骨髓炎、骨坏死或肌腱坏死，导致功能受损，影响患者的正常生活[1]。当前皮瓣手术是治疗骨[1]和肌腱[2]外露创面的主要手段，然而皮瓣手术具有手术难度大，供瓣区损伤大，术后受区外观臃肿，需多次手术修整等缺点。皮片移植也是修复创面的常用方法，但是由于外露骨、肌腱血运差，皮片移植往往难以存活，且创面愈合后易形成水疱，反复破溃，严重者甚至形成溃疡[3]。人工真皮能够及时封闭创面，且能提供血管内皮细胞与成纤维细胞生长的模板，应用在骨、肌腱、关节等组织外露的创面上时，可以引导周围组织的成纤维细胞和血管内皮细胞长入支架，进而在组织表面诱导形成一层充分血管化的"类真皮层"，此时再植皮，即可保证皮片存活率及远期外观与功能[4]。大量人工真皮在下肢骨、肌腱外露创面的应用研究，均显示了其良好的临床效果[5~8]。

7.2 病例展示 ◀◀◀

　　病例 1　患儿男，7 岁，因车祸碾压伤入院，右小腿及右足大面积皮肤、软组织撕脱，部分肌腱外露，创面清创后行双层人工真皮移植，见图 7-1。

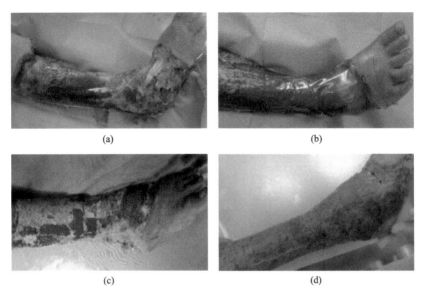

图 7-1 　(a)右小腿及右足大面积皮肤、软组织撕脱，部分肌腱外露；(b)外露肌腱处覆盖双层人工真皮；(c)人工真皮移植后 28 天，肌腱已大部分被血管化的胶原层覆盖；(d)二期自体皮片移植术后 3 个月，可见移植皮片存活，颜色偏红

　　病例 2　患者男，63 岁，因交通伤导致左足部分全层皮肤撕脱，足背侧多处肌腱断裂、外露，清创后，移植双层人工真皮，二期行自体刃厚皮移植，见图 7-2。

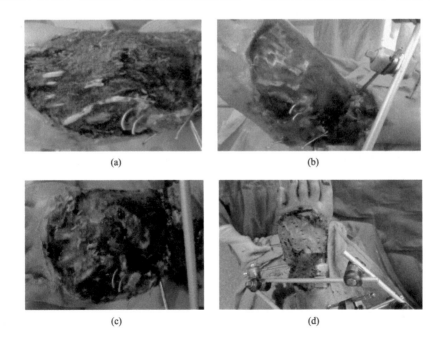

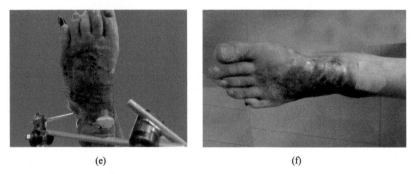

(e)

(f)

图 7-2　(a)足背侧多处肌腱断裂、外露；(b)移植双层人工真皮，透过人工真皮仍清晰可见外露肌腱；(c)双层人工真皮移植后 14 天外露肌腱已被血管化胶原层覆盖，创面新鲜红润；(d)行自体刃厚皮移植，皮片打孔利于引流；(e)自体皮移植后 9 天，基本存活，色泽红润；(f)术后两年半随访，人工真皮使用区域无明显瘢痕增生及挛缩，但皮肤色素沉着明显

病例 3　患者男，60 岁，因车祸导致右小腿以下大面积全层皮肤缺损。可见足背肌腱外露，行双层人工真皮及自体皮移植修复创面，见图 7-3。

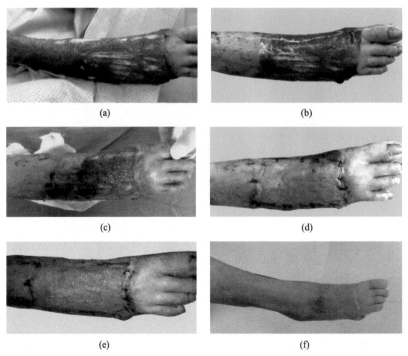

图 7-3　(a)足背肌腱外露；(b)移植双层人工真皮；(c)双层人工真皮移植后 14 天，人工真皮下层已血管化，创面红黄相间，无渗液，肌腱大部分已被覆盖；(d)自体大张刃厚皮移植；(e)植皮术后 6 天，皮片已紧密贴附于创面，颜色暗红，皮下无积血、积液，创周无红肿；(f)术后两年半随访，足背部创面皮肤接近正常，无明显瘢痕增生及挛缩

　　病例 4　患者男，27 岁，右小腿烧伤合并重物砸伤，急诊清创，部分胫骨外露，行负压封闭引流。创面清洁后移植双层人工真皮，3 周后二期自体皮移植，见图 7-4。

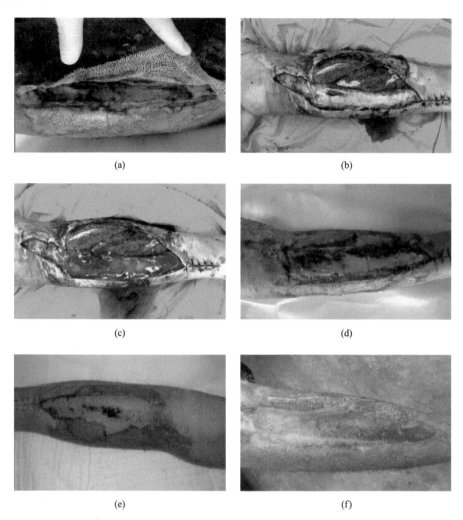

(a)　　　　　　　　　　　(b)

(c)　　　　　　　　　　　(d)

(e)　　　　　　　　　　　(f)

图 7-4　(a)伤后急诊清创，切除坏死组织后部分胫骨外露，行负压封闭引流；(b)再次手术清创，清除已明显坏死失活组织，创面部分胫骨外露，外露范围为小腿中段内侧 12cm×4cm，清除部分干性坏死骨皮质；(c)双层人工真皮覆盖于胫骨外露创面，其余创面植皮，加压包扎；(d)人工真皮移植术后 3 周，外露胫骨完全被淡红或淡黄真皮支架覆盖，二期行自体皮移植；(e)自体皮片移植术后 2 周，大部分自体皮片存活良好，少部分坏死，经换药 2 周后，创面完全愈合；(f)自体皮片移植术后 14 个月，移植人工真皮的部位无明显瘢痕增生及挛缩，少量色素沉着

病例 5 患者男，36 岁，左足热压伤，清创后多处肌腱外露，行双层人工真皮移植，见图 7-5。

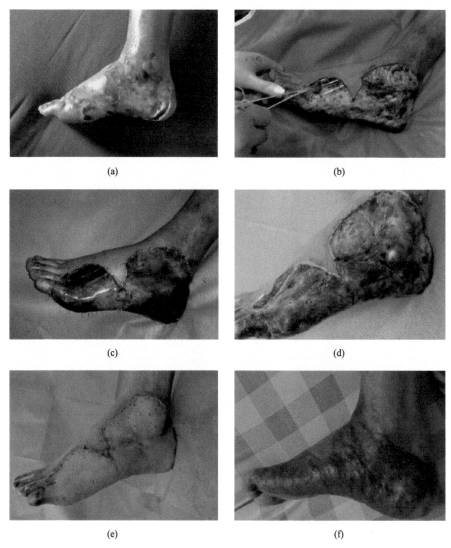

图 7-5 (a)约 400℃热机器压伤左足，术前创面；(b)清创后创面多处肌腱外露，无法一期植皮封闭创面；(c)双层人工真皮移植，缝合固定，加压包扎；(d)术后 20 天，去除硅胶层，创面全部被血管化真皮支架覆盖；(e)自体皮片移植；(f)自体皮移植后 1 个月，皮片存活，无明显挛缩

病例 6 患者男，54 岁，左足电烧伤，清创后部分肌腱外露，行双层人工真皮移植，见图 7-6。

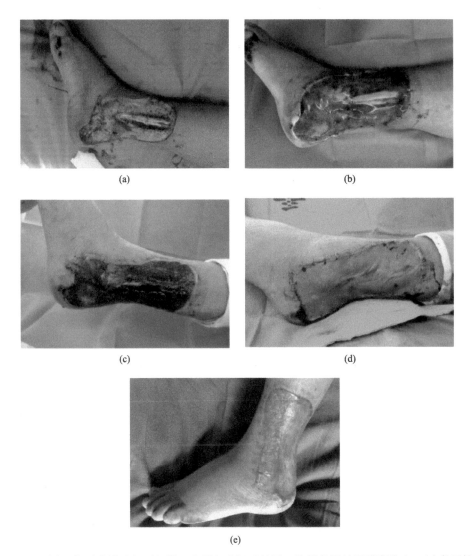

图 7-6　(a) 一期手术清除坏死组织，左足部分肌腱外露，使用负压封闭引流治疗；(b) 负压辅助治疗后 9 天，将双层人工真皮缝合固定于创面处，适当打孔，外加负压封闭引流固定；(c) 11 天后，剥离硅胶层，血管化真皮支架完全覆盖肌腱外露的创面；(d) 移植自体刃厚皮；(e) 自体皮片移植术后 1 个月，创面愈合良好

　　病例 7　患者女，44 岁，汽车碾压致左足毁损伤，术中去除严重毁损的第二、三足趾，清创后左足背侧大面积皮肤缺损伴骨、肌腱外露，创面面积约 5cm×13cm，行双层人工真皮移植，见图 7-7。

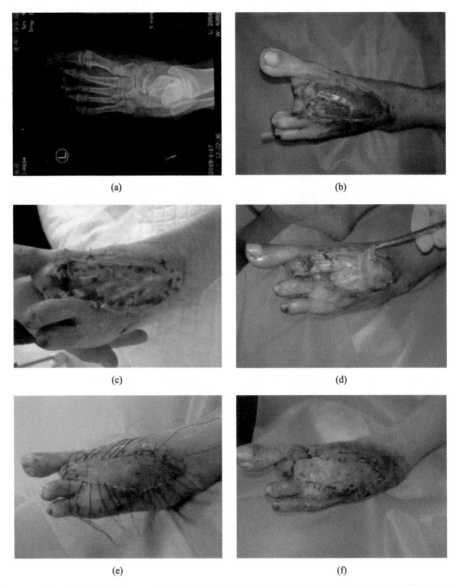

图 7-7　(a) X 光片提示第二、三足趾粉碎性骨折；(b) 移除外固定支架和负压，创面扩创后，足背创面骨、肌腱外露；(c) 移植人工真皮后 14 天，人工真皮血管化；(d) 移除硅胶层，外露骨、肌腱已被覆盖；(e) 移植中厚皮；(f) 术后 10 天，皮片存活，创面完全封闭

病例 8　患者男，37 岁，重物砸压致右足第四跖骨开放性骨折，清创后足背皮肤缺损伴肌腱外露，创面面积约 3cm×4cm，行双层人工真皮移植，见图 7-8。

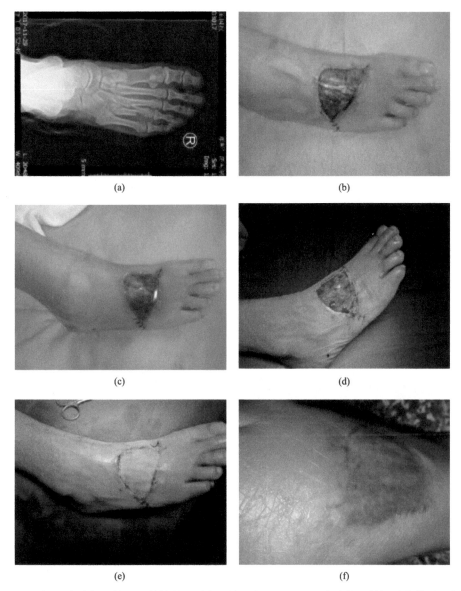

(a)　　　　　　　　　　　　　(b)

(c)　　　　　　　　　　　　　(d)

(e)　　　　　　　　　　　　　(f)

图 7-8　（a）X 光片提示第四跖骨骨折，予克氏针固定；（b）1 周后移除负压封闭引流装置，清创后肌腱外露；（c）使用双层人工真皮覆盖创面；（d）两周后移除硅胶层，创面血管化良好，外露肌腱被覆盖；（e）移植自体皮片；（f）术后半年，创面平整，无明显瘢痕及挛缩

　　病例 9　患者男，46 岁，因严重车祸致全身多发伤入院，经支持治疗改善全身情况，创面换药等处理，右足背遗留大面积创面，肌腱坏死、外露，足部创面经多次封闭负压引流治疗后创面感染控制良好，移植双层人工真皮覆盖创面，见图 7-9。

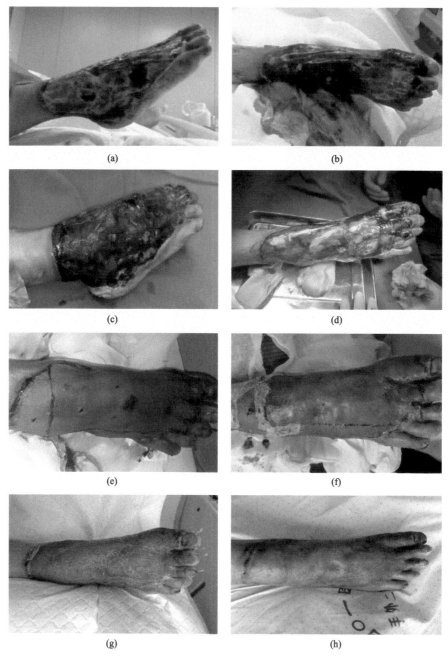

图 7-9 （a）小腿及足背皮肤撕脱；（b）负压封闭引流治疗 3 次后，创面仍有多处肌腱外露；（c）移植双层人工真皮；（d）术后 2 周，揭除硅胶层，真皮支架血管化良好，裸露肌腱被覆盖；（e）取大腿刃厚皮移植后 7 天，移植皮片与创面紧密贴附；（f）术后 14 天，皮片全部成活；（g）术后 30 天情况；（h）术后 50 天情况，创面平整，肤色恢复正常，无明显瘢痕增生及挛缩

病例 10　患者女，54 岁，车祸伤致左足多发骨折伴皮肤脱套，骨折内固定后足背皮肤坏死，肌腱外露。患者因心功能差不能耐受皮瓣手术，清创后行双层人工真皮移植，二期行自体皮移植。

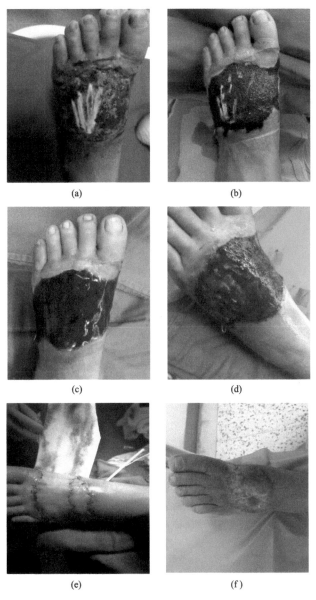

(a)　(b)

(c)　(d)

(e)　(f)

图 7-10　(a) 足背清创后创面；(b) 负压封闭引流治疗后，创基可见部分肉芽组织形成，仍有部分肌腱外露；(c) 移植双层人工真皮；(d) 双层人工真皮移植后 2 周：揭除硅胶层，可见胶原层血管化良好；(e) 自体皮移植后行负压封闭引流治疗；(f) 植皮术后 4 个月：无明显瘢痕增生，轻度挛缩

7.3　本章小结　◀◀◀

　　下肢支撑人体站立和行走，是人体重要的功能部位。对于伴有骨、肌腱外露的创面，需谨慎治疗，尽可能地恢复外观和功能。以往认为皮瓣移植是其主要的修复手段，但皮瓣移植手术难度大，对器械和人员的要求高，供瓣区损伤严重。皮片移植则往往难以直接在外露骨、肌腱部位存活。相比而言，双层人工真皮操作简便快捷，易于推广，且供皮区损伤小。双层人工真皮移植后，通过引导成纤维细胞和血管内皮细胞逐渐长入，最终充分血管化并通过自体皮片移植修复创面，在多数情况下可达到与皮瓣移植相当的修复效果。

　　双层人工真皮应用于修复因创伤、深度烧伤、慢性疾病等原因导致的骨外露创面时，须对创面进行彻底清创，不得有死骨和异物残留，周边软组织血运好，创面基本平整无死腔及窦道。骨外露创面周围血供好，外露骨宽度较窄时，可直接覆盖人工真皮[9]。外露骨宽度较宽时，如无发黑、变干现象，可尝试使用人工真皮。而对骨外露面积较大、无骨膜的骨面，需进行钻孔、开槽或打磨直至骨质表面可见渗血点后(须评估骨髓炎发生风险)再移植人工真皮覆盖暴露骨质或整个创面[10]。随着骨周围软组织及创面基底中成纤维细胞和毛细血管的长入，人工真皮逐渐血管化，形成类真皮组织，最后移植自体皮修复创面。

　　对于骨外露面积较大的创面，若因全身状态差无法耐受皮瓣手术或局部条件差皮瓣无法成活者，可尝试使用人工真皮。但需注意：该类创面往往需要更长的血管化时间或多次使用人工真皮，直至外露骨被覆盖[10]。承重部位的骨外露创面如跟骨外露，人工真皮血管化充分后，复合移植自体皮片时宜稍厚(中厚皮片)。根据创面情况可对人工真皮打孔，进行引流，促进真皮支架血管化及创面愈合。可采用银离子敷料、抗菌药物等预防创面感染[11]。对于关节部位骨外露面积较大、开放性骨折、感染未得到控制以及需要二期修复的骨外露慢性创面，建议妥善处理创面后直接行皮瓣移植，人工真皮慎用或不用[12, 13]。

　　足踝部肌腱外露的创面，应尽可能地防止肌腱坏死、粘连，保留肌腱功能。人工真皮可用于修复因深度烧伤、创伤、慢性疾病、肿瘤切除等原因导致的肌腱外露创面，但要求肌腱周边组织血运好、创面基本平整。去除已经坏死的肌腱(较干但无感染、溶解的肌腱可保留)，尽量保留有活性的腱膜，使用人工真皮覆盖整个创面，缝合后加压包扎固定或采用其他方式固定。人工真皮可有效地防止肌腱坏死，保留肌腱功能，愈合后创面耐磨性好[14]。相比皮瓣移植，人工真皮具有手术方式简单、受区外观不臃肿、供区损伤小等优势[15,16]。

参 考 文 献

[1] Guerra, Ana Cristina Pereira Cardoso da Silva, Antunes M P D S, et al. Lower extremity burns with bone exposure: reconstruction with dermal regeneration template[J]. Rev.bras.cir.plást, 2011, 26(1): 174-180.

[2] Shores J T, Hiersche M, Gabriel A, et al. Tendon coverage using an artificial skin substitute[J]. Journal of Plastic, Reconstructive & Aesthetic Surgery, 2012, 65(11): 1544-1550.

[3] Yeong E K, Huang H F, Chen Y B T, et al. The use of artificial dermis for reconstruction of full thickness scalp burn involving the calvaria[J]. Burns, 2006, 32(3): 375-379.

[4] Lee L F, Porch J V, Spenler W, et al. Integra in lower extremity reconstruction after burn injury[J]. Plastic & Reconstructive Surgery, 2008, 121(4): 1256-1262.

[5] Weigert R, Choughri H, Casoli V. Management of severe hand wounds with Integra® dermal regeneration template[J]. J Hand Surg Eur Vol. 2011, 36(3): 185-193.

[6] Molnar J A, Defranzo A J, Hadaegh A, et al. Acceleration of integra incorporation in complex tissue defects with subatmospheric pressure[J]. Plastic & Reconstructive Surgery, 2004, 113(5): 1339-1346.

[7] 杜伟力, 周业平, 田彭, 等. 人工真皮修复骨外露创面 23 例效果评价[J]. 中国组织工程研究, 2011, 15(3): 495-498.

[8] 陈欣, 王浩, 戴允东, 等. 负压引流技术辅助人工真皮与自体皮移植修复关节开放和/或骨折处骨外露创面的临床研究[J]. 中华烧伤杂志, 2015, 31(2): 93-97.

[9] 宋永焕. 负压封闭引流技术联合人工真皮治疗足踝部皮肤软组织缺损[J]. 中国骨伤, 2016, 29(8): 761-763.

[10] Graham G P, Helmer S D, Haan J M, et al. The use of Integra® Dermal Regeneration Template in the reconstruction of traumatic degloving injuries[J]. Journal of Burn Care & Research, 2013, 34(2): 261.

[11] Saab I R, Sarhane K A, Ezzeddine H M, et al. Treatment of a paediatric patient with a distal lower extremity traumatic wound using a dermal regeneration template and NPWT[J]. Journal of Wound Care, 2014, 23(10): 5-8.

[12] Patel R R , Giaquintocillers M , Kotze J, et al. Management of acute complex traumatic wound with a dermal regeneration template: Case report[J]. South African journal of surgery. Suid-Afrikaanse tydskrif vir chirurgie, 2016, 54(4): 52.

[13] Michot A, Chaput B, Gobel F, et al. Chronic ischaemia does not appear to hinder healing with Integra®: implementation at a tibial artery bypass site[J]. International Wound Journal, 2016, 13(5): 1003-1005.

[14] 弓辰, 唐洪泰, 王光毅, 等. 国产人工真皮移植结合自体皮移植修复骨质肌腱外露创面的疗效评价[J]. 中华损伤与修复杂志(电子版), 2016(1): 34-39.

[15] 王成, 陈欣, 胡骁骅, 等. 人工真皮和自体皮移植修复肌腱外露创面的研究[J]. 山东医药, 2011, 51(32): 23-25.

[16] Shahrokhi S, Arno A, Jeschke M G. The use of dermal substitutes in burn surgery: acute phase[J]. Wound Repair and Regeneration, 2014, 22(1): 14-22.

第8章

人工真皮修复材料在瘢痕整复创面治疗中的应用

8.1 绪论 ◀◀◀

深度烧伤、创伤患者后期常伴有严重的瘢痕增生、挛缩畸形，严重影响患者功能及外观[1]。常规的治疗方法主要是切除瘢痕，松解挛缩，之后进行中厚或全层皮片或皮瓣移植修复[2]。但上述治疗方法存在供区形成新的瘢痕等问题，且不适用于自体皮源不足的大面积烧伤患者，因此需要寻求新的治疗方法[3]。

人工真皮修复材料为瘢痕整形手术提供了新的治疗方法，具体产品如 Integra 公司的 Dermal Regeneration Template，国内 Lando® 双层人工真皮等。Stiefel[4] 等用人工真皮治疗 18 例青少年患者烧伤后形成的颈部和四肢的瘢痕增生和挛缩畸形，临床结果表明该产品平均植皮存活率达到 99.7%，自体刃厚皮片平均植皮存活率达到 94%，长期随访结果显示大部分患者使用人工真皮复合自体刃厚皮片移植治疗后，瘢痕得到松解，功能基本得以恢复[4, 5]。

人工真皮治疗瘢痕增生、瘢痕挛缩等病症，无论是一步法还是两步法，二者均能使瘢痕得到松解，外观良好，功能基本恢复，且自体刃厚皮供皮区损伤小，无新瘢痕形成，远期效果较好。

8.2 病例展示 ◀◀◀

病例 1 患者男，28 岁，6 年前化学烧伤全身多处，烧伤部位瘢痕增生伴挛缩，右肩关节运动功能受限。行瘢痕切除及双层人工真皮移植术，见图 8-1。

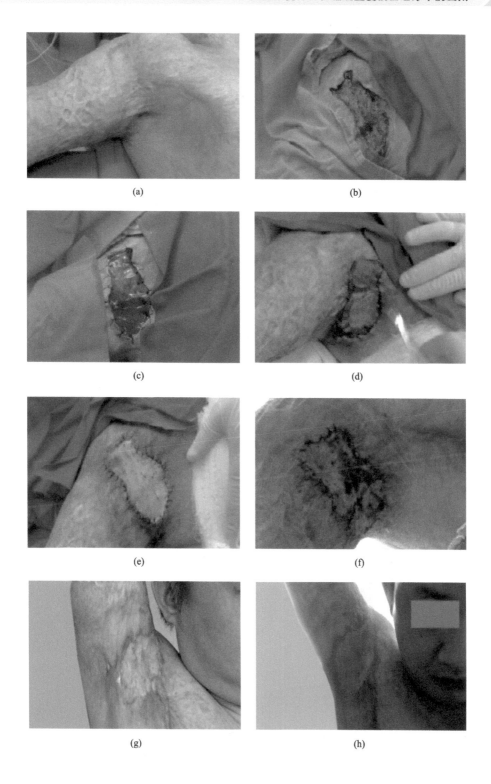

(a)

(b)

(c)

(d)

(e)

(f)

(g)

(h)

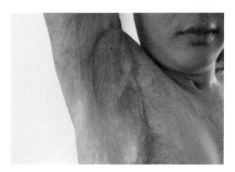

(i)

图 8-1　(a)右腋窝皮肤瘢痕挛缩，右臂外展功能受限；(b)术中切除瘢痕；(c)移植双层人工真皮；(d)双层人工真皮移植后第 14 天：揭开硅胶层，可见胶原层血管化良好；(e)自体刃厚皮片移植；(f)自体皮片移植后第 8 天：移植皮片大部分存活；(g)自体皮移植后 3 个月：皮肤色泽与正常肤色相近，质软有弹性，右臂可正常上举；(h)术后 2.5 年：植皮区皮肤颜色接近正常，无瘢痕增生及挛缩，弹性良好，右肩关节可外展；(i)术后 3 年 8 个月：皮肤弹性良好，活动功能正常

病例 2　患者女，18 岁，烫伤后瘢痕增生挛缩，左肘关节活动受限。行瘢痕切除及人工真皮移植术，切除瘢痕面积约 16cm×6cm，见图 8-2。

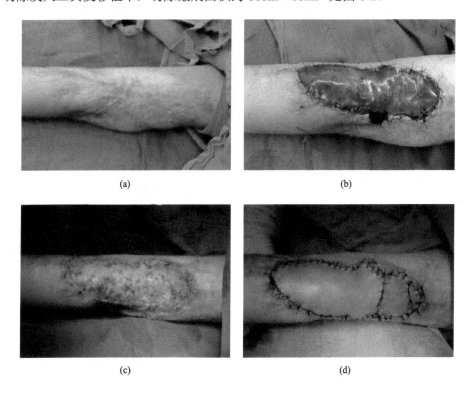

(a)　　　　　　　　　　　(b)

(c)　　　　　　　　　　　(d)

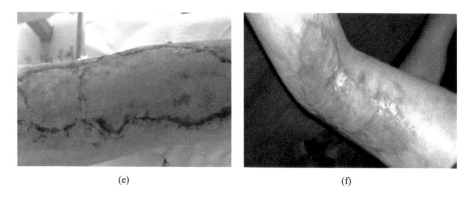

(e)　　　　　　　　　　　　　　(f)

图 8-2　(a)左肘关节瘢痕增生挛缩；(b)瘢痕切除后移植双层人工真皮；(c)双层人工真皮移植后第 14 天，胶原层充分血管化；(d)自体皮移植；(e)自体皮移植后第 13 天：存活良好，未出现挛缩；(f)术后 3 个月随访：未见明显瘢痕增生及挛缩

病例 3　患者女，28 岁，8 年前颈部曾行瘢痕松解术，效果不佳。根据患者需求，再次行瘢痕切除及双层人工真皮移植术，见图 8-3。

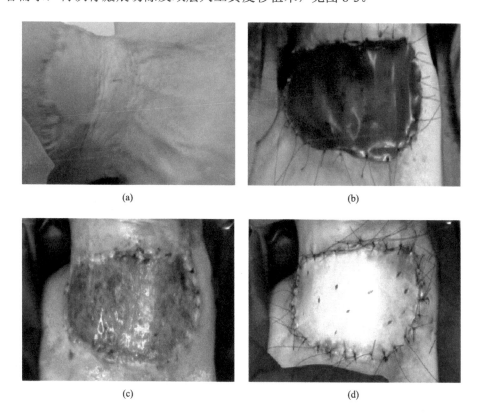

(a)　　　　　　　　　　　　　　(b)

(c)　　　　　　　　　　　　　　(d)

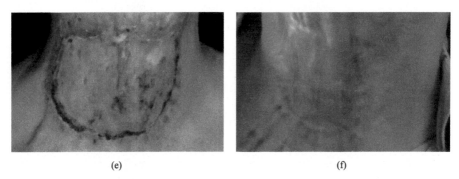

(e)　　　　　　　　　　　　　　(f)

图 8-3　(a)颈部瘢痕增生影响颈后伸；(b)瘢痕切除术后移植双层人工真皮；(c)双层人工真皮移植术后第 15 天，揭去硅胶层，可见胶原层已血管化，呈红黄相间，轻微渗血；(d)移植自体皮片；(e)植皮术后 1 周，自体皮片存活良好；(f)术后 3 个月随访，颈部活动自如，未见明显挛缩及活动功能受限

病例 4　患者男，39 岁，左足踝关节伸侧瘢痕增生，屈伸功能受限。瘢痕切除及双层人工真皮移植，见图 8-4。

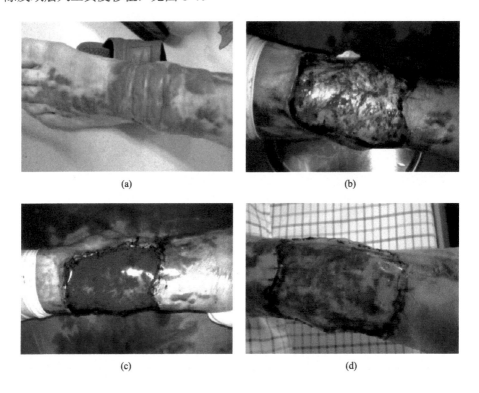

(a)　　　　　　　　　　　　　　(b)

(c)　　　　　　　　　　　　　　(d)

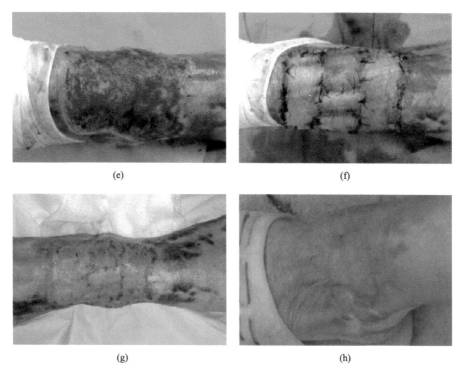

(e)
(f)

(g)
(h)

图 8-4 （a)瘢痕增生，屈伸功能受限；（b)瘢痕切除；（c)双层人工真皮移植；（d)双层人工真皮移植后第 6 天；（e)移植后第 14 天，胶原层血管化良好；（f)自体刃厚皮片移植；（g)植皮后第 15 天，存活良好；（h)术后 3 年随访：植皮区肤色与正常相近，未见瘢痕增生挛缩及活动功能障碍

病例 5 患者女，21 岁，右腋窝处瘢痕增生、挛缩畸形伴右肩关节活动障碍，行瘢痕松解及双层人工真皮移植，见图 8-5。

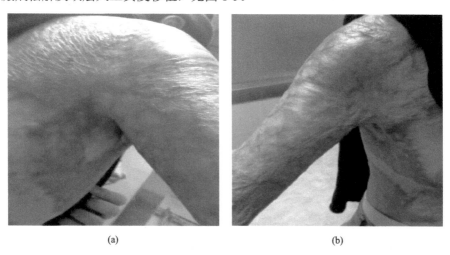

(a)
(b)

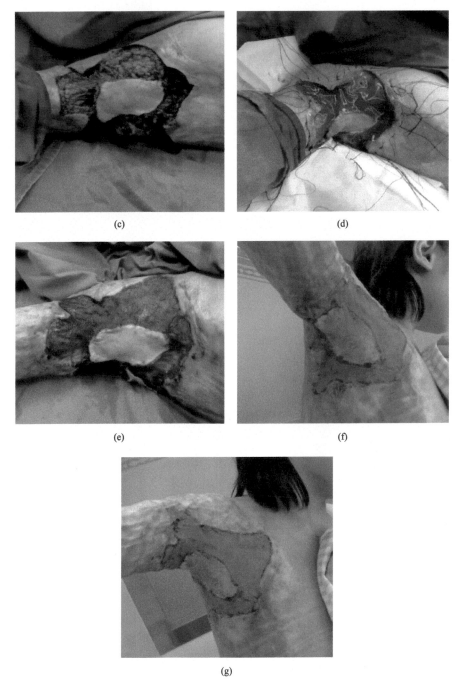

图 8-5　(a)、(b)右肩关节瘢痕增生挛缩，腋窝前后牵拉成蹼状，右肩关节活动受限；(c)术中，腋窝瘢痕组织充分松解；(d)移植双层人工真皮；(e)双层人工真皮移植后第 19 天，胶原层血管化良好，移植自体刃厚皮；(f)、(g)自体皮移植后第 9 天，存活良好

8.3 本章小结 ◀◀◀

　　研究表明，在创面愈合过程中，肌成纤维细胞高度定向增殖且密集连接，合成的胶原纤维也高度定向排列，导致瘢痕增生挛缩。人工真皮植入后，成纤维细胞被分隔并散布在支架的孔隙中，合成的胶原纤维亦无序排列，类似于正常真皮组织。人工真皮使得创面修复更接近正常真皮再生方式，从而抑制瘢痕增生及挛缩。

　　双层人工真皮修复材料的临床试验结果显示，人工真皮适用于瘢痕整形手术，因为瘢痕切除之后的创面清洁，而且血供良好，移植人工真皮后血管化进程顺利，二期自体皮移植后皮片柔软，挛缩少，瘢痕增生轻，愈合后外观好。但是，瘢痕松解或切除后，创面应严格止血。为便于特殊部位瘢痕切除或松解后人工真皮的固定，如颈部、腋窝、会阴部等，可将人工真皮与负压封闭引流装置联用。瘢痕挛缩导致关节部位严重畸形时，常伴有相应肌腱、肌肉、血管、神经挛缩，一期皮片或皮瓣移植难以解决屈曲畸形问题。此时可通过骨性外固定持续牵拉延长肌腱、肌肉、血管、神经，使关节尽可能恢复至解剖位置。牵拉过程中采用人工真皮覆盖创面，为后期皮片或皮瓣移植提供条件，可以最大限度恢复功能和改善预后。创面完全上皮化后，应积极进行瘢痕预防。对于关节部位瘢痕挛缩的患者，术后应结合康复辅助治疗，恢复关节部位的功能。

参 考 文 献

[1] 毋巨龙, 李世荣, 刘剑毅. 脱细胞异体真皮与自体刃厚皮片复合移植的临床疗效观察[J]. 中国康复医学会修复重建外科专业委员会第十四次全国学术交流会论文集, 2004.

[2] 田恒进, 陈默轩. 关节功能部位复合皮移植 12 例分析[J]. 江苏临床医学杂志, 2002, 6(4): 326-327.

[3] 王志刚, 胡启翔, 刘锵, 等. 复合皮移植术在大面积烧伤瘢痕整形中的应用[J]. 疾病监测与控制杂志, 2015, 6: 381-382.

[4] Stiefel D, Schiestl C, Meuli M. Integra Artificial Skin® for burn scar revision in adolescents and children[J]. Burns, 2010, 36(1): 114-120.

[5] 李卫卫, 任文明, 蔡景龙. 烧伤后期瘢痕整形手术应用异体脱细胞真皮基质与自体薄皮片复合移植的临床研究[J]. 中国美容医学, 2016, 25(6): 25-28.

第9章

人工真皮修复材料在慢性
创面治疗中的应用

9.1 绪论 <<<

慢性创面是指超过 4 周以上的未愈合创面，包括各种烧伤、创伤、压力等外在因素及血管性、神经性、皮肤疾病、肿瘤等机体内在因素引起的难愈性创面[1]。如大面积烧伤后长时间不愈创面、动脉性溃疡、静脉性溃疡、神经性溃疡、糖尿病相关性溃疡，肿瘤性溃疡、压力性溃疡等，其中压力性溃疡、静脉性溃疡、糖尿病相关性溃疡是临床最常见的慢性创面，约占慢性创面 70%[2]。

慢性创面患者往往合并多种基础疾病，因此在临床治疗中，需要积极进行病因治疗和全身支持治疗，在此基础上进行创面修复。目前临床治疗中多数创面可通过清创术后行皮片或皮瓣移植封闭创面，部分创面通过长期换药后自行愈合，但依然有些创面因各种原因或机体条件不足等难以通过传统的手术修复，如老年患者皮肤菲薄或糖尿病足溃疡常常合并下肢远端血管狭窄、闭塞，无法通过传统的皮瓣手术修复裸露的肌腱、骨质等创面。近年来，有研究者采用人工真皮材料促进慢性创面的愈合，并成功应用于糖尿病足溃疡、血管性溃疡、压力性溃疡等，取得了良好效果，特别是合并肌腱、骨外露的难愈性创面[3-7]。2016年 Integra® Omnigraf™ Dermal Regeneration Template 获得美国 FDA 批准，将糖尿病足溃疡纳入其适应证，多中心临床试验证实其治疗糖尿病溃疡创面的愈合时间显著短于传统换药治疗，同时创面愈合后瘢痕增生轻，复发率低，供皮区愈合时间短[3,4]。

Lando®双层人工真皮同样可用于糖尿病足溃疡、血管性溃疡等难愈性创面。近年来，我们采用人工真皮应用于糖尿病相关性溃疡、静脉性溃疡等慢性创面收到良好效果，为慢性创面修复提供了一种新的治疗方式。

9.2 病例展示 ◂◂◂

病例 1　患者男，79 岁，右小腿皮肤慢性溃疡，经久不愈，合并糖尿病。行清创及双层人工真皮植入术，见图 9-1。

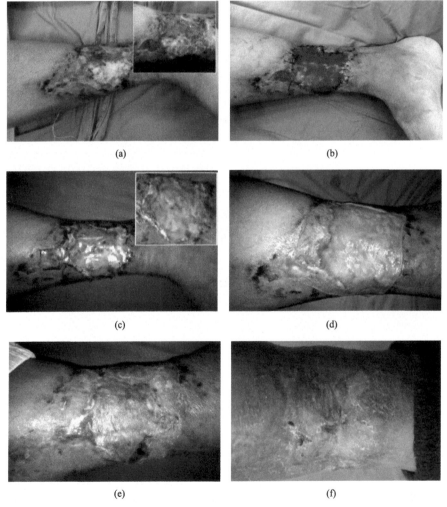

(a)　　　　　　　　　　　　　　　(b)

(c)　　　　　　　　　　　　　　　(d)

(e)　　　　　　　　　　　　　　　(f)

图 9-1　(a)胫骨前创面，可见部分坏死组织，右上角图为清创后；(b)双层人工真皮移植，缝合固定；(c)双层人工真皮移植后 14 天：硅胶层皱褶，右上角图为去除硅胶层后，可见胶原层呈红黄相间，平整规则；(d)移植自体刃厚皮；(e)植皮后 10 天：皮片成活良好；(f)植皮后 3 个月：色素轻度沉着，无明显瘢痕增生及挛缩

病例2 患者男，42岁，左小腿皮肤全层缺损，基底污秽。行清创及双层人工真皮植入术，见图9-2。

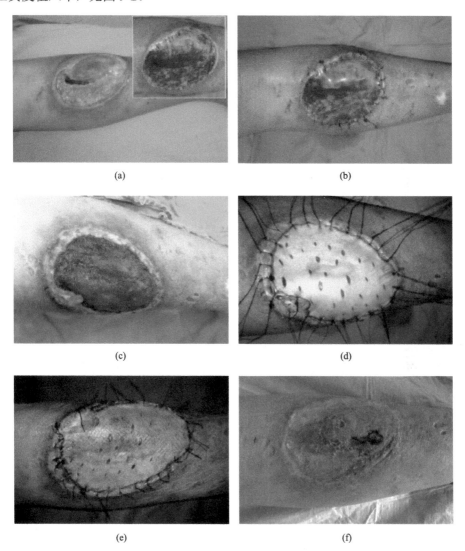

(a)

(b)

(c)

(d)

(e)

(f)

图9-2 (a)胫骨前慢性溃疡创面，基底污秽；右上角图为清创后；(b)移植双层人工真皮；(c)双层人工真皮移植16天后：揭除硅胶层，胶原层红润，血管化良好；(d)移植自体刃厚皮片，适量打孔，加压包扎；(e)植皮后第5天：自体皮片贴附紧密，红润，基本存活；(f)植皮后3个月：创面愈合，未见反复破溃，无明显瘢痕增生及挛缩

病例3 患者男，61岁，右足糖尿病足溃疡不愈3月，伴肌腱外露，清创、负压封闭引流治疗5天后创面基底新鲜，可见肉芽组织增生，无明显分泌物，行双层人工真皮植入术，见图9-3。

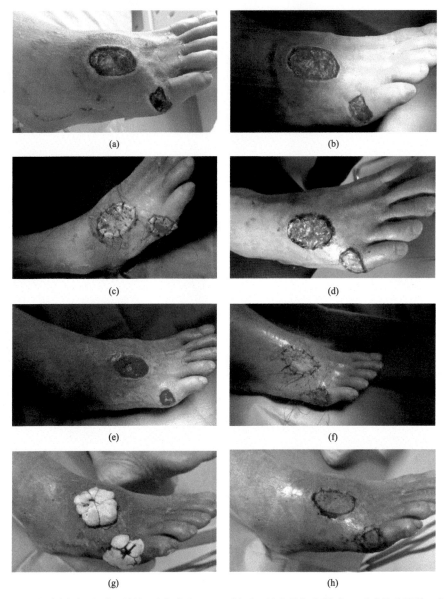

图 9-3　(a)清创后，行负压封闭引流治疗 5 天，创面可见肉芽组织增生，无明显分泌物，仍有部分肌腱外露；(b)、(c)扩创后，移植双层人工真皮，打包加压包扎；(d)、(e)16 天后，人工真皮硅胶层与胶原支架层自然分离，硅胶层剥离后，可见胶原层血管化充分，完全覆盖外露肌腱；(f)、(g)移植自体刃厚皮片，打包加压包扎；(h)植皮后 1 周，自体皮片成活良好

病例 4　患者男，68 岁，糖尿病病史 11 年，左足钉子刺伤，红、肿、热、痛渐进性加重 4 天。入院诊断：糖尿病足 Wagner 3 级、左足坏死性筋膜炎合并脓毒血症。清创后负压吸引，后行双层人工真皮植入术，见图 9-4。

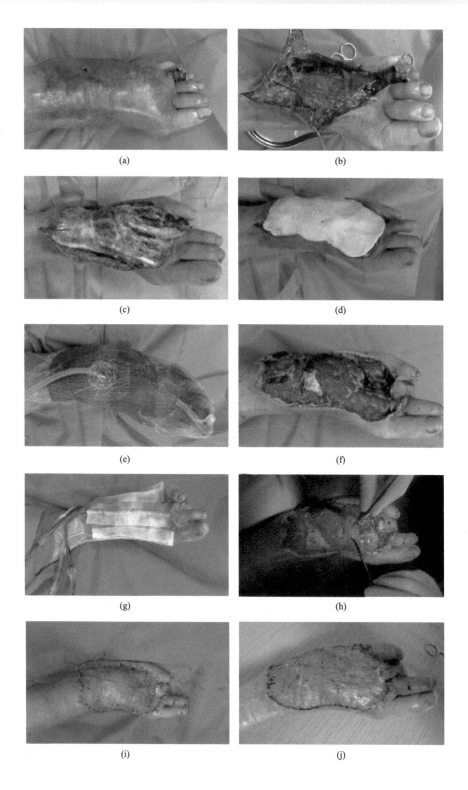

(a)

(b)

(c)

(d)

(e)

(f)

(g)

(h)

(i)

(j)

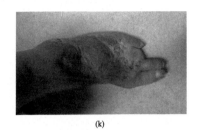
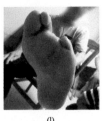

(k)　　　　　　　　　　　　　(l)

图 9-4　(a)左足背红肿明显，第 4 足趾及足背皮肤坏死；(b)急诊切开见大量恶臭脓液，足背皮肤及皮下组织大面积坏死；(c)清创：截除第 4 足趾，彻底去除坏死组织，可见肌腱和骨质外露；(d)清创后，以含有万古霉素的骨水泥表面覆盖，在骨水泥硬化前打孔；(e)负压封闭引流创面；(f)负压封闭引流治疗 2 周后，去除骨水泥，可见肉芽组织增生、无明显分泌物，感染基本控制；(g)进一步扩创后行双层人工真皮移植，并联合负压封闭引流治疗；(h)双层人工真皮移植 10 天后，胶原层血管化明显，硅胶层皱缩，手术去除硅胶层；(i)移植自体刃厚皮片，适量打孔，加压包扎；(j)植皮术后第 9 天，自体皮基本成活；(k)、(l)植皮术后随访半年，质地良好，无破溃，站立、行走等功能良好

9.3　本章小结　◀◀◀

　　双层人工真皮(Lando®)临床试验中，我们对慢性创面患者应用双层人工真皮修复材料进行了探索，临床研究证实人工真皮移植可促进糖尿病足溃疡、静脉性溃疡等慢性创面愈合。但需要注意慢性创面往往为细菌定植创面或感染创面，人工真皮移植前需要进行彻底清创，必要时可以使用抗生素辅助治疗来控制感染[8]，待创面感染控制、肉芽组织新鲜后方可应用人工真皮；对于动脉血供障碍导致的慢性创面患者，需要进行血管介入球囊扩张或支架植入等治疗改善局部组织血流灌注；对于含有死腔或窦道的慢性创面，应先采用人工真皮胶原支架层进行填塞，促进腔隙内组织修复；对于合并较大面积肌腱、骨外露创面可多次移植人工真皮以增加新生真皮的厚度。通常情况下，人工真皮在难愈性创面的血管化时间较长，需要 2 周甚至更长的时间，可联合应用负压封闭引流技术促进人工真皮的血管化。此外，要特别注意创面的病因治疗和全身的支持治疗[9]。

参 考 文 献

[1] 王芳, 栗勇, 苏映军. Hsp90α 促进慢性难愈性创面愈合作用研究进展[J]. 中国美容医学, 2012, 21(15): 2070-2073.

[2] 石冰. 封闭负压引流技术对人慢性创面中基质金属蛋白酶以及其调控因素的影响[D]. 西安: 第四军医大学, 2003.

[3] Driver V R, Lavery L A, Reyzelman A M, et al. A clinical trial of Integra Template for diabetic foot ulcer treatment[J]. Wound Repair & Regeneration, 2016, 23(6): 891-900.

[4] Campitiello F, Mancone M, Della C A, et al. To evaluate the efficacy of an acellular Flowable matrix in comparison with a wet dressing for the treatment of patients with diabetic foot ulcers: a randomized clinical trial[J]. Updates in Surgery, 2017, 69(5): 1-7.

[5] Yao M, Attalla K, Ren Y, et al. Ease of use, safety, and efficacy of integra bilayer wound matrix in the treatment of diabetic foot ulcers in an outpatient clinical setting: a prospective pilot study[J]. Journal of the American Podiatric Medical Association, 2013, 103(4): 274-280.

[6] Fraccalvieri M, Giuseppe Pristerà, Zingarelli E, et al. Treatment of chronic heel osteomyelitis in vasculopathic patients. Can the combined use of Integra?, skin graft and negative pressure wound therapy be considered a valid therapeutic approach after partial tangential calcanectomy[J]. International wound journal, 2012, 9(2): 214-220.

[7] Nakhi M B, Eltayeb H. Diabetic foot reconstruction using Integra® Dermal Regeneration Template: a single center experience in Kuwait[J]. Wounds, 2018, 5(1): 29-33.

[8] Mani, Divid, Margolis J, et al. 优化下肢慢性创面愈合中的技术应用: 共识文件(译文)[J]. 感染、炎症、修复, 2017, 18(2): 67-83.

[9] 《双层人工真皮临床应用专家共识(2019 版)》编写组. 双层人工真皮临床应用专家共识(2019 版)[J]. 中华烧伤杂志, 2019, 35(10): 705-711.

第 10 章

人工真皮修复材料在其他皮肤
创面治疗中的应用

(10.1) 绪论 ◀◀◀

人工真皮修复材料不仅在烧伤、创伤、手足外科、瘢痕整复等创面中广泛应用且效果良好，而且逐渐应用到巨色素痣[1]、恶性皮肤肿瘤[2]等切除创面，以及动物咬伤创面[3]和罕见病症(藏毛性疾病[4]、福尼尔坏疽[5]、冷球蛋白血症[6]等)的创面修复治疗。

皮肤恶性肿瘤是一种常见皮肤疾病，其发病率和死亡人数逐年升高。据报道美国每年至少新增 5 万恶性黑素瘤患者和 100 万非黑色素瘤皮肤癌患者[7,8]。皮肤恶性肿瘤传统治疗方法主要是原发肿瘤的扩大切除，行皮瓣或皮片移植修复创面[2]。皮瓣移植对供区损伤大，技术要求高，且不利于及时发现肿瘤复发情况。

巨黑色素痣虽然是一种良性病变，但严重影响患者外观形象和心理健康，尤其是婴幼儿的先天性巨色素痣，存在恶变的可能，因此有研究建议患有先天性巨色素痣的婴幼儿尽早进行手术治疗[4]。巨色素痣切除后创面若采用常规的皮瓣或较厚的皮片移植进行修复，往往导致婴幼儿皮肤供区损伤严重，甚至瘢痕增生及挛缩，影响发育。

Richardson 等[9]报道将人工真皮复合刃厚皮片移植应用于 10 例恶性皮肤肿瘤(如鳞状细胞癌、基底细胞癌、恶性黑素瘤等)切除后的创面修复，术后随访显示创面均愈合，外观修复效果良好，无明显瘢痕增生及挛缩。Barcot 等[10]报道儿童下肢先天性巨色素痣切除后，先后移植人工真皮和自体皮片，术后不仅创面完全愈合，而且供区无明显瘢痕增生。国内有研究者将人工真皮应用于下肢皮肤鳞状细胞癌扩大切除后骨、肌腱外露创面，创面修复效果良好，避免了皮瓣移植导致的供区损伤大的缺陷[11]。上述研究表明，无论是皮肤肿瘤扩大切除后的创面或是咬伤及其他软组织缺损创面，人工真皮能够填充缺损的软组织，实现对外露骨、肌腱等组织的覆盖，并最终修复创面。人工真皮减少了供区损伤，也降低了手术难度和风险，可替代部分皮瓣或全厚皮片移植[11]。

10.2　病例展示　◀◀◀

病例 1　患者男，59 岁，左小腿鳞状细胞癌术后复发，行肿瘤扩大切除术，一期移植双层人工真皮，二期移植自体刃厚皮片，效果良好，见图 10-1。

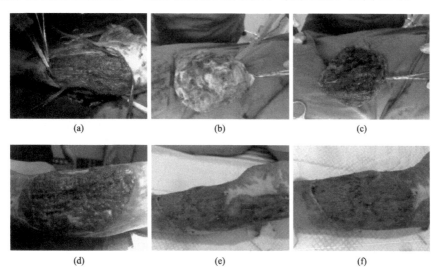

(a)　　　　　(b)　　　　　(c)

(d)　　　　　(e)　　　　　(f)

图 10-1　(a)左小腿鳞状细胞癌扩大切除后创面；(b)切除后的鳞状细胞癌肿瘤组织；(c)鳞状细胞癌肿瘤扩大切除后的创面；(d)移植双层人工真皮后 14 天；(e)、(f)移植自体皮 7 天后，存活良好

病例 2　患者女，82 岁，左足跟恶性黑色素瘤破溃伴感染，行肿瘤扩大切除术，病理切片显示边缘及创面基底未见黑色素瘤细胞残留，一期移植双层人工真皮，二期移植自体刃厚皮片，成功修复创面且功能良好，见图 10-2。

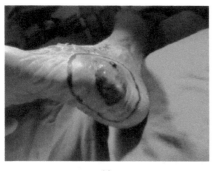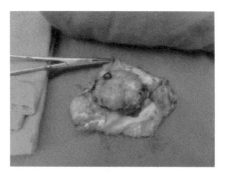

(a)　　　　　　　　　　　(b)

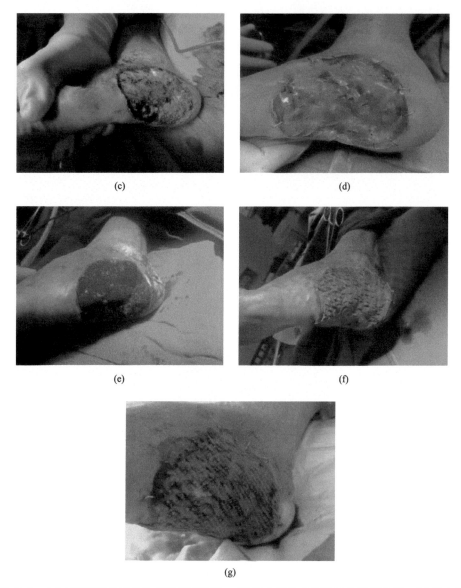

图 10-2 (a)左足跟恶性黑素瘤伴皮肤破溃;(b)扩大切除的恶性黑色素瘤组织;(c)扩大切除后的皮肤缺损创面;(d)移植双层人工真皮;(e)移植双层人工真皮后 14 天,人工真皮血管化良好;(f)移植自体网状刃厚皮片;(g)移植自体皮 7 天后,自体皮存活良好

病例 3 患者男,23 岁,左手背被蛇咬伤后感染,皮肤及皮下组织组织发黑坏死。清除创面坏死组织,可见部分肌腱外露。一期移植双层人工真皮,二期自体刃厚皮移植,效果良好,见图 10-3。

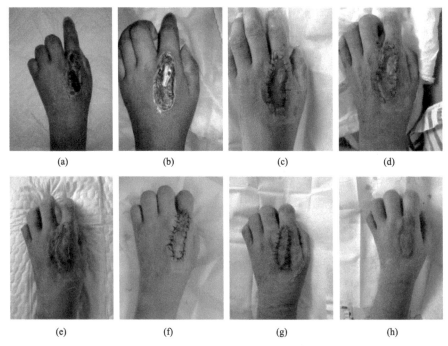

图 10-3　(a)左手背皮肤坏死；(b)清创后部分肌腱外露；(c)移植双层人工真皮；(d)、(e)移植双层人工真皮 21 天后，揭去硅胶膜，胶原层血管化良好，呈淡红色，外露的肌腱完全覆盖；(f)移植自体刃厚皮片，适量打孔；(g)、(h)分别为刃厚皮移植后 7 天和 14 天，自体皮存活良好

　　病例 4　患者男，48 岁，左前臂被蛇咬伤，皮肤坏死伴感染。清创后掌侧腕屈肌腱和拇长展肌腱外露，移植双层人工真皮，二期移植自体薄皮片，成功修复创面，见图 10-4。

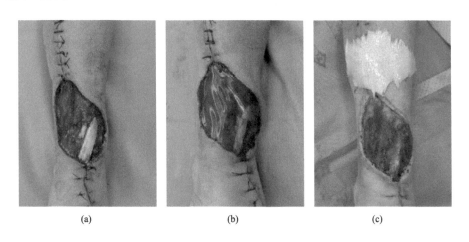

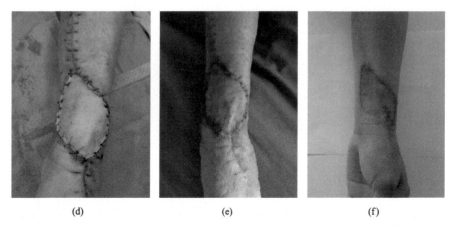

(d)　　　　　　　　　　(e)　　　　　　　　　　(f)

图 10-4　(a)左前臂蛇咬伤清创后,可见掌侧腕屈肌腱和拇长展肌腱外露;(b)移植双层人工真皮;(c)人工真皮移植后 12 天,揭除硅胶层,可见胶原层已充分血管化,裸露的肌腱已被完全覆盖;(d)移植自体薄皮片,适当打孔;(e)植皮后 6 天,自体皮已全部存活,颜色接近正常皮肤;(f)移植自体皮后 5 个月,无明显瘢痕增生及挛缩,有轻微色素沉积

10.3　本章小结　◀◀◀

　　皮肤恶性肿瘤或巨黑色素痣切除后形成的皮肤缺损创面、动物咬伤创面及其他罕见病症导致的创面等应尽可能在短时间内修复创面。临床研究表明,人工真皮修复巨黑色素痣或者肿瘤切除后形成的深度创面,手术风险低,医源性创伤小,尤其适合于不能耐受皮瓣移植等复杂手术的患者,应用人工真皮可获得较好的外观与功能,是一种有效、可靠且创伤小的治疗方式[12]。另外,人工真皮应用于供瓣区修复,能够改善供瓣区外观、减少损伤及功能障碍。

　　对于上述创面,若伴有骨或肌腱外露,请参考第 6 章和第 7 章的相关内容。而对于人工真皮应用于恶性肿瘤晚期或放射性治疗形成的顽固性深度创面,尚待进一步研究。

参 考 文 献

[1] Maguire C R, Livingston R, Phillips G E, et al. Giant congenital melanocytic nevi and malignant transformation: a case for early radical intervention[J]. Pediatric Surgery International, 2017, 33 (7): 823-827.

[2] Koenen W, Goerdt S, Faulhaber J . Removal of the Outer Table of the Skull for Reconstruction of Full-Thickness Scalp Defects with a Dermal Regeneration Template[J]. Dermatologic Surgery, 2008, 34 (3): 357-363.

[3] Tiengo C, Amabile A, Azzena B. The contribution of a dermal substitute in the three-layers reconstruction of a nose tip avulsion[J]. J Plast Reconstr Aesthet Surg, 2012, 65 (1): 114-117.

[4] Vaughn C J, Lalikos J F. The use of acellular dermal regeneration template for recalcitrant pilonidal disease[J]. Journal of Wound Care, 2011, 20 (6): 275-277.

[5] Agostini T, Mori F, Perello R, et al. Successful combined approach to a severe Fournier's gangrene[J]. Indian Journal of Plastic Surgery, 2014, 47 (1): 132-136.

[6] Harish V, Raymond A P, Maitz P K M. Reconstruction of soft tissue necrosis secondary to cryoglobulinaemia[J]. Journal of Plastic, Reconstructive & Aesthetic Surgery, 2014, 67 (8): 1151-1154.

[7] Lomas A, Leonardi‐Bee J, Bath‐Hextall F. A systematic review of worldwide incidence of nonmelanoma skin cancer[J]. British Journal of Dermatology, 2012, 166 (5): 1069-1080.

[8] Netscher D T, Mimi L, Ida O, et al. Cutaneous malignancies: melanoma and nonmelanoma types[J]. Plastic & Reconstructive Surgery, 2011, 127 (3): 37.

[9] Richardson M A, Lange J P, Jordan J R. Reconstruction of Full-Thickness Scalp Defects Using a Dermal Regeneration Template[J]. JAMA Facial Plastic Surgery, 2016, 18 (1): 62.

[10] Barcot Z, Inga D B, Zupancic B, et al. Treating giant congenital nevus with Integra dermal regeneration template in a 9-year-old girl[J]. The international journal of lower extremity wounds, 2017, 16 (2): 143-145.

[11] 郝岱峰, 李涛, 冯光, 等. 胶原蛋白海绵人工真皮在皮肤鳞状细胞癌创面修复中的应用[J]. 中国美容医学, 2013, 22 (1): 96-97.

[12] 《双层人工真皮临床应用专家共识（2019 版）》编写组.双层人工真皮临床应用专家共识 (2019 版) [J]. 中华烧伤杂志, 2019, 35 (10): 705-711.

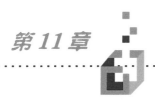

第11章

人工真皮修复材料在儿童
创面治疗中的应用

11.1 绪论 ◀◀◀

11.1.1 儿童创面特殊性以及人工真皮在儿童创面的应用现状

儿童创面的特殊性包括：①发生率高。儿童因活泼好动及自我保护能力差，常常不幸遭遇到车祸伤、压伤、碾压伤、烧伤的伤害；②伤情严重。相对成人，儿童皮肤菲薄，相同的致病因素常造成更严重的伤情；③治疗和创面管理困难。儿童身体免疫力低、创面易感染加重、手术风险高、耐受性和依从性差，导致手术及护理困难；④儿童创面往往较深，易形成瘢痕及挛缩，远期影响严重。相对成人，更易导致局部活动功能障碍，随着儿童生长发育，对外观和功能造成越来越严重的影响[1,2]。

对于儿童严重创伤或深度烧伤等创面，传统的治疗方法是中厚皮片移植或皮瓣移植。但儿童供区绝对面积小，最大修复面积有限，严重影响大面积患者的救治效率[3]。另外，并非所有创面都适合皮瓣移植，较厚的皮瓣由于过于臃肿，需进行二次手术整形修复[4]。随着创面修复材料的不断发展，人工真皮也被不断尝试用于儿童的各种创面修复和重建，并取得了良好效果。

1) 大面积及深度烧伤创面

如何减轻烧伤患儿的痛苦、减少烧伤部位的瘢痕形成，降低患儿治疗后的致残率一直是儿童烧伤的研究热点和难点。儿童大面积或深度烧伤后，表皮层和真皮层受损严重。大面积烧伤的患儿，供区非常有限，创面修复难度大。Branski等[5]报道在平均烧伤面积 73% TBSA，III度烧伤占 65%以上的 20 例患儿中，对比了 Integra®人工真皮移植和自异体皮混合移植两种方法，结果表明人工真皮移植组和自异体皮混合移植组在死亡率和住院时间方面没有统计学差异。长期随访显示，人工真皮移植组的瘢痕更轻，色素沉着更少。在严重烧伤儿童的即刻创面修复中，人工真皮可以作为自体皮的替代方案。

2)瘢痕整形创面

相对成人而言，深度烧伤后的儿童创面由于儿童皮肤薄，创面易加深的特殊情况，易导致瘢痕增生。尤其伤及关节部位时，极有可能造成运动功能受限，甚至生长发育障碍。传统方法一般是在瘢痕松解后植入全厚皮或中厚皮，其存在供皮区匮乏和供皮区损伤大等不足。国内有研究者报道，人工真皮复合刃厚皮移植治疗烧伤后瘢痕挛缩、功能受限的患儿，并与中厚皮移植进行对比，结果显示人工真皮复合刃厚皮移植组温哥华瘢痕量表评分更优，且供皮区愈合时间更短[6]。

3)创伤创面

儿童严重创伤以车祸伤和机械碾压伤为主，常伴有软组织撕脱或骨、肌腱外露。创面修复一般采用皮瓣移植，由于皮瓣供区常常受限且增加新的创伤，患儿家属接受意愿低，给治疗带来较大困难。Hutchison 等[7]采用人工真皮联用负压封闭引流对8位儿童复杂创伤创面进行了治疗，术后3～4周移植刃厚皮，患儿创面完全愈合且无并发症。首个国产双层人工真皮 Lando®临床研究表明[8]，人工真皮修复儿童骨、肌腱外露创面相对皮瓣移植有如下优势：一是以最小的创伤实现创面愈合，避免了皮瓣手术带来的供瓣区损伤以及后期发育可能出现的供瓣区畸形；二是修复区外观接近正常，可避免皮瓣移植后臃肿的缺陷；三是随着儿童的发育，修复区的耐磨性和柔软度可通过功能锻炼逐步改善。

4)其他类型创面

儿童皮肤肿瘤也时有发生，巨色素痣或体表肿瘤切除后往往造成较大的深度复杂创面，传统的治疗方法多采用游离植皮或皮瓣移植，其不仅同样存在皮源受限、供皮(瓣)区损伤大的问题，还因肿瘤有局部复发可能，潜在风险大。使用人工真皮修复肿瘤创面，便于更早地观察到肿瘤复发情况，即使再次手术也不会带来过多自体组织的损失。巨黑素痣可能出现在儿童全身各个部位，面积大，严重影响患者外貌，随着儿童生长发育可能导致功能受限，并存在5%～10%的恶变风险[9]。巨黑素痣一般采用手术切除，但切除后创面的重建仍然是一个相当大的挑战。Barcot 等[10]采用人工真皮复合刃厚皮的方案治疗一名小腿先天性巨色素痣的儿童患者，植皮存活率91%，功能恢复95%，供皮区并发症小。

11.1.2 人工真皮在儿童创面应用的优势和不足

随着人工真皮在儿童创面修复中的不断尝试和研究应用，其修复儿童创面的有效性和可靠性逐步得到证实。人工真皮相比传统皮瓣移植或全厚皮移植的优势也逐渐凸显出来[11]。首先，人工真皮移植手术操作简单，能有效修复儿童创伤、烧伤和肿瘤切除等创面，并发症少。其次，对比自体中厚皮片、全厚皮片或皮瓣移植，人工真皮减少了对供区的损伤。再次，人工真皮重建了创面的真皮层，可抑制瘢痕增生挛缩，实现良好的外观和功能修复。另外，人工真皮与负压封闭引流联用可促进血管化，利于人工真皮固定，减少换药频次，降低感染风险。人工真皮移植存在的问题是通常需要二次手术，对比皮瓣移植，总体手术周期偏长。

11.2 病例展示 ◄◄◄

病例1   患儿女，6岁，右手电热棒烫伤，手指创面苍白，部分表皮脱落，无痛觉。切除坏死皮肤组织，一期移植双层人工真皮，二期移植自体刃厚皮片，见图 11-1。

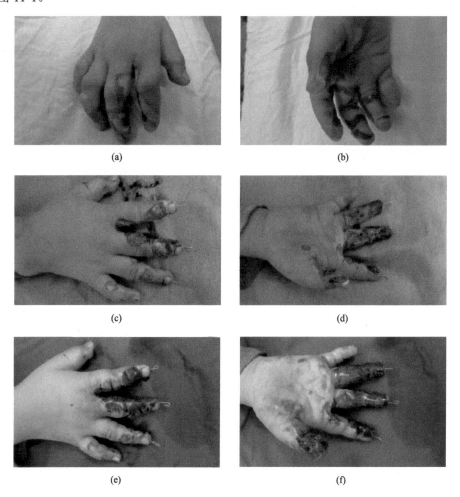

(a)   (b)

(c)   (d)

(e)   (f)

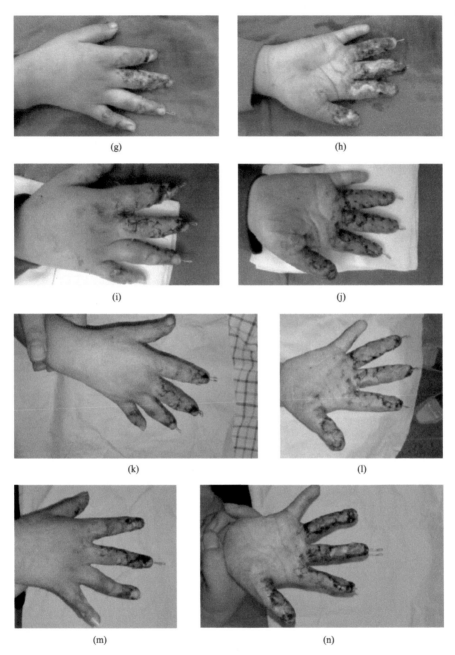

图 11-1 (a)、(b) 部分创面苍白；(c)、(d) 清创：切除坏死组织，彻底止血；伤指皮下克氏针固定于伸直位；(e)、(f) 移植双层人工真皮并妥善固定；(g)、(h) 移植双层人工真皮后 14 天：揭除硅胶层，可见胶原层血管化良好；(i)、(j) 移植自体刃厚皮片，适当打孔；(k)、(l) 皮片移植后第 4 天：皮片贴附紧密，呈淡红色，无渗血渗液，无感染；(m)、(n) 植皮术后第 14 天：自体皮完全存活

病例2　患儿女，3岁，因摩托车车轮擦伤导致足跟部皮肤及皮下组织撕脱，部分跟骨外露，见图11-2。

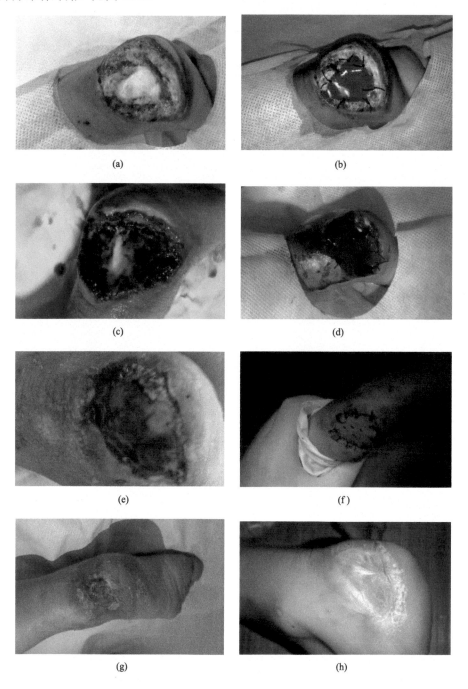

(a)

(b)

(c)

(d)

(e)

(f)

(g)

(h)

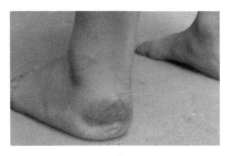

(i)

图 11-2　(a)足跟部清创后，部分跟骨外露；(b)移植双层人工真皮并结合负压封闭引流治疗；(c)14 天后揭除硅胶层：跟骨裸露部分被血管化胶原层所覆盖，面积明显缩少；(d)再次移植双层人工真皮；(e)1 周后去除硅胶层，可见外露的跟骨完全被血管化的胶原层所覆盖；(f)移植厚度约 0.15mm 刃厚皮片；(g)创面愈合后轻度瘢痕增生及挛缩；(h)、(i)分别为植皮术后 3 年和 4 年的随访：创面耐磨性良好，正常行走，未见破溃

病例 3　患儿女，3 岁，因烧伤后瘢痕增生及挛缩伴功能障碍，行瘢痕切除及双层人工真皮移植术，见图 11-3。

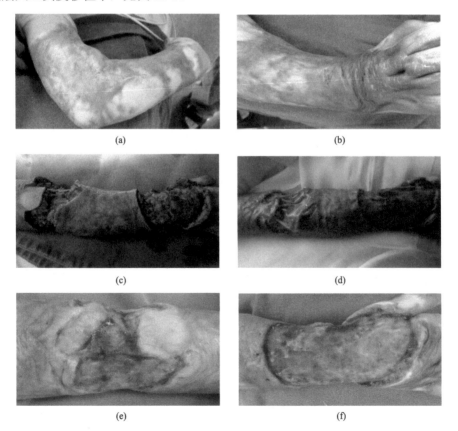

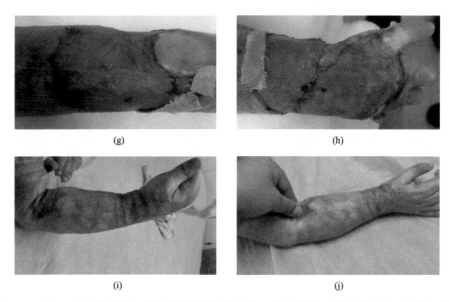

图 11-3　(a)、(b)右腕关节、肘关节瘢痕增生及挛缩，活动受限；(c)切除瘢痕，移植双层人工真皮；(d)移植双层人工真皮后 7 天：人工真皮紧密贴附创面，未见明显积液积血；(e)、(f)人工真皮移植后 14 天，揭除硅胶层，胶原层已完全血管化，光滑平整；(g)、(h)移植刃厚皮片 1 周后，存活良好；(i)、(j)皮片移植术后随访 3 个月：植皮区轻度色素沉着，少量瘢痕增生，质地柔软，肘关节、腕关节屈伸等功能恢复良好

病例 4　患儿男，7 岁，两年前烧伤，左腋窝、胸壁创面愈合后明显瘢痕增生伴挛缩。行瘢痕切除及双层人工真皮移植术，见图 11-4。

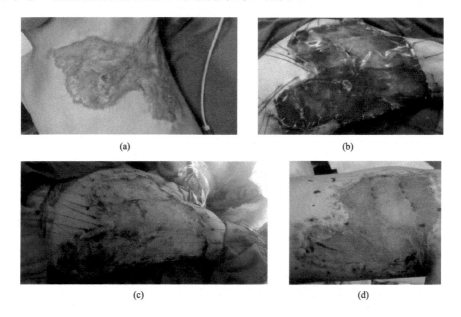

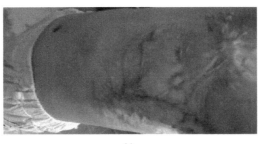

(e)

图 11-4　(a)左腋下、胸壁瘢痕增生伴挛缩，左上肢外展上抬受限；(b)切除瘢痕，移植双层人工真皮；(c)移植双层人工真皮后 14 天：胶原层已血管化，复合移植刃厚头皮；(d)植皮术后 1 周，移植皮片完全存活，创面愈合理想；(e)植皮术后随访 3 年：色泽正常，左上肢功能恢复良好，创周有轻度条状瘢痕增生

病例 5　患儿男，10 岁，7 年前热液烫伤颈部，行植皮手术后出现瘢痕增生伴挛缩，使颈后伸部分受限。行瘢痕切除及双层人工真皮移植术，见图 11-5。

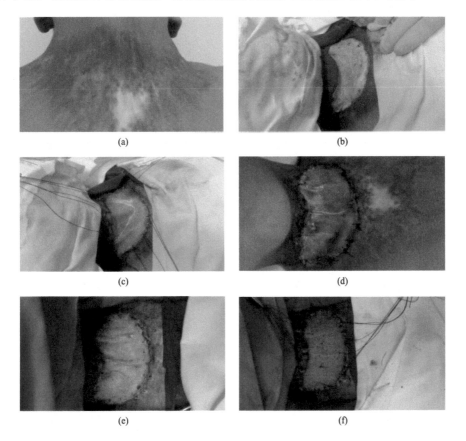

(a)　　　　　　　　　　(b)

(c)　　　　　　　　　　(d)

(e)　　　　　　　　　　(f)

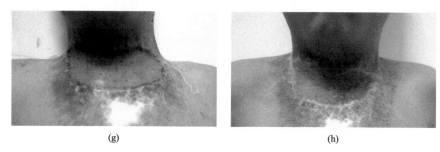

(g)　　　　　　　　　　(h)

图 11-5　(a)颈部瘢痕增生伴挛缩；(b)切除瘢痕；(c)移植双层人工真皮；(d)、(e)双层人工真皮移植 9 天后：揭除硅胶层后，胶原层已完全血管化，呈橘黄色；(f)移植大张自体刃厚皮片；(g)自体皮移植 9 天后全部存活；(h)移植自体皮后 3 个月，未见明显瘢痕增生

病例 6　患儿男，10 岁，患儿 9 个月大时被火焰烧伤全身多处，四肢多处瘢痕增生及挛缩，关节活动受限。行瘢痕切除及双层人工真皮移植术，见图 11-6。

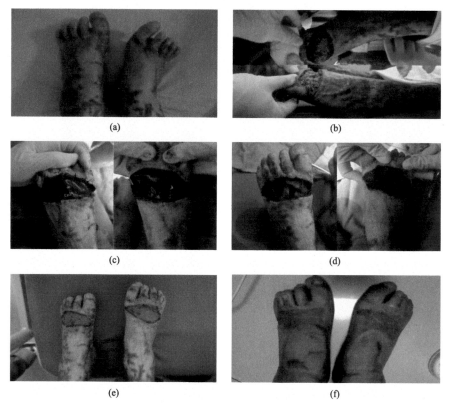

(a)　　　　　　　　　　(b)

(c)　　　　　　　　　　(d)

(e)　　　　　　　　　　(f)

图 11-6　(a)足背瘢痕增生挛缩，足趾背伸畸形；(b)切除瘢痕，松解牵拉；(c)移植双层人工真皮；(d)移植双层人工真皮后 14 天，揭除硅胶层后，可见胶原层已完全血管化；(e)二期移植自体刃厚皮片 17 天后，移植皮片全部存活；(f)皮片移植术后随访 2 年：轻度色素沉着，无明显挛缩，足趾功能恢复良好

病例 7　患儿男，4 岁，肘关节瘢痕增生牵拉，屈曲畸形，行瘢痕切除及双层人工真皮移植，见图 11-7。

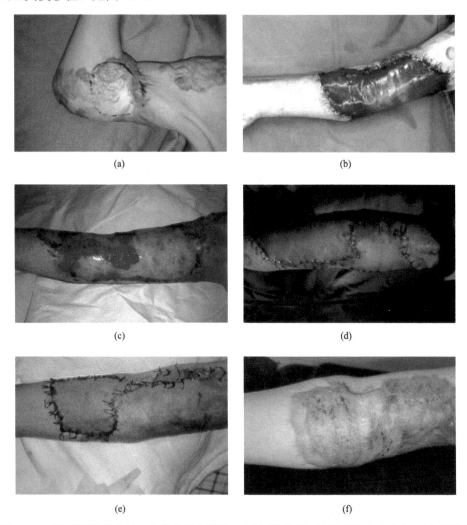

图 11-7　(a) 瘢痕增生牵拉，肘关节屈曲畸形；(b) 切除瘢痕，移植双层人工真皮；(c) 双层人工真皮移植后 20 天：揭除硅胶层，胶原层已充分血管化；(d) 移植自体大张刃厚皮片，缝合固定；(e) 植皮后第 9 天：自体皮片全部存活；(f) 植皮后随访 4 个月：轻度瘢痕增生，肘关节曲伸等活动恢复正常

病例 8　患儿男，6 岁。外伤导致头部左颞部皮肤软组织缺失，颅骨外露，外板部分缺损。清创后行双层人工真皮移植，见图 11-8。

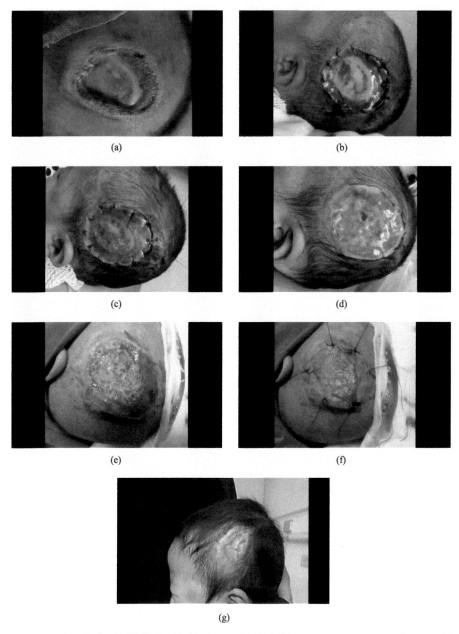

图 11-8　(a)左颞部伤后颅骨较大面积外露，部分骨外板缺损；(b)～(d)分别是清创后移植双层人工真皮后的第 8 天、14 天和 20 天，人工真皮胶原层逐渐血管化，颜色由黄色变为红黄相间及淡红色；(e)揭除硅胶层，血管化的真皮支架完全覆盖裸露的颅骨，呈红黄色相间；(f)移植大张刃厚皮，缝合固定，加压包扎；(g)术后 2 个月，创面愈合

11.3　本章小结　◂◂◂

　　临床应用结果表明应用双层人工真皮复合自体刃厚皮片移植修复儿童创伤性皮肤缺损、深度烧伤和瘢痕整复等创面，不仅手术创伤小，而且可有效避免、减轻瘢痕增生，通过术后尽早抗瘢痕等康复功能锻炼，可获得近似于正常皮肤的耐磨性和柔软度。尤其是采用人工真皮修复骨、肌腱外露创面，相比皮瓣移植有效避免了复杂手术带来的供瓣区损伤以及后期发育可能导致的供瓣区畸形。

　　在大部分儿童创面修复手术中，其手术方法与注意事项和成人基本相同，但是在术前沟通、供皮区选择、创面固定和术后康复方面还需根据不同儿童个体差异进行相应的措施，主要包括[12-15]：

　　①儿童创面较成人创面更易形成瘢痕，可能严重影响生长发育，需及时告知家属手术的必要性以及后期瘢痕防治与康复的重要性；

　　②儿童脏器功能发育未完善，对较大手术创伤和麻醉耐受力弱，且依从性差，免疫力低，感染风险高，宜尽可能采用简单有效的手术方案，缩短手术时间，避免加重对患儿的打击。

参 考 文 献

[1] Ghazi B H , Williams J K . Use of Integra in complex pediatric wounds[J]. Annals of Plastic Surgery, 2011, 66(5): 493.

[2] 田良. 人工真皮修复儿童严重创伤创面[D]. 重庆: 重庆医科大学, 2014.

[3] Saab I R , Sarhane K A , Ezzeddine H M , et al. Treatment of a paediatric patient with a distal lower extremity traumatic wound using a dermal regeneration template and NPWT[J]. Journal of Wound Care, 2014, 23(Sup10): 5-8.

[4] 李士, 宋永焕, 周飞亚, 等. 人工真皮复合全厚皮修复儿童足踝部皮肤软组织缺损[J]. 中华小儿外科杂志, 2014, 35(1): 36-38.

[5] Branski L K , Herndon D N , Pereira C , et al. Longitudinal assessment of Integra in primary burn management: A randomized pediatric clinical trial[J]. Critical Care Medicine, 2007, 35(11): 2615-2623.

[6] 刘继松, 宋德恒, 章祥洲, 等. 人工真皮修复儿童四肢烧伤后瘢痕挛缩的临床效果[J]. 蚌埠医学院学报, 2017, 42(10).

[7] Hutchison R L , Craw J R . Use of acellular dermal regeneration template combined with NPWT to treat complicated extremity wounds in children[J]. Journal of Wound Care, 2013, 22(12): 708-712.

[8] 弓辰, 唐洪泰, 王光毅, 等. 国产人工真皮移植结合自体皮移植修复骨质肌腱外露创面的疗效评价[J]. 中华损伤与修复杂志(电子版), 2016, 11(1): 34-39.

[9] 代涛. 多种手术方法修复儿童巨大黑色素痣的临床研究[D]. 郑州: 郑州大学, 2017.

[10] Barcot Z, Inga D B, Zupancic B, et al. Treating giant congenital nevus with Integra dermal regeneration template in a 9-year-old girl[J]. The international journal of lower extremity wounds, 2017, 16(2): 143-145.

[11] Almond S L, Goyal A, Jesudason E C, et al. Novel use of skin substitute as rescue therapy in complicated giant exomphalos[J]. Journal of pediatric surgery, 2006, 41(3): e1-e2.

[12] 王作书, 周忠志, 黄新灵. 儿童手部烧伤后瘢痕挛缩治疗体会[J]. 中国美容医学杂志, 2013, 22(24): 2359-2360.

[13] 李方奇, 刘金凤. 儿童头面部烧伤 254 例治疗体会[J]. 淮海医药, 2003, 21(6): 464-464.

[14] Hutchison R L , Craw J R . Use of acellular dermal regeneration template combined with NPWT to treat complicated extremity wounds in children[J]. Journal of Wound Care, 2013, 22(12): 708-712.

[15] Porter C, Hardee J, Herndon D N, et al. The role of exercise in the rehabilitation of patients with severe burns[J]. Exercise and sport sciences reviews, 2015, 43(1): 34.

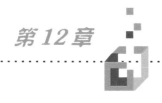

第12章

人工真皮修复材料临床
使用操作规范

人工真皮移植操作要求同自体皮移植，必须在手术室内进行无菌操作。在术中、术后还须遵循一定的规则，以保证人工真皮能够移植成功[1]。

12.1　术前准备　◄◄◄

12.1.1　手术室要求

除了烧伤和植皮手术的标准配套用品外，手术室还应该提供下列物品：电凝止血笔、弹力绷带(如果有必要)、抗菌药物/敷料、绷带、夹板和支具。根据手术方案的预期包扎方式，准备无菌纱布，或负压引流材料套装等。

12.1.2　产品使用规格及数量估算

根据创面的大小确定人工真皮产品使用的型号和数量。同时要考虑创面面积估算误差和裁剪的损失。

12.1.3　无菌要求

使用前，创面区须清创，坏死组织须彻底清除，受污染的手术器械、仪器也须更换。

双层人工真皮的放置、塑形及裁剪均需要使用无菌器械。

12.2　手术操作　◄◄◄

双层人工真皮手术操作分为清创、浸泡、贴附和裁剪、固定、包扎、换药、分离、自体皮移植 8 个步骤。

12.2.1 清创

严格按照植皮原则进行彻底清创。创面应符合以下要求：(1)创面清洁，无污染和感染；(2)血供良好；(3)充分止血，无活动性出血；(4)创基平整，无残留无效腔(确保人工真皮充分接触创面)。不同类型的创面使用建议如表 12-1 所列。放置人工真皮前，创面应以生理盐水清洗，或者先后用 15g/L 碘伏溶液、生理盐水彻底冲洗。创面不可以用含氯制剂或酒精冲洗。

表 12-1   不同类型创面使用建议

创面	使用建议
血供不良创面	建议向创面周边扩创 2mm 左右
骨外露创面	血运不佳时，可尝试钻孔、开槽或打磨直至渗血；可多次应用人工真皮，直至血管化胶原支架完全覆盖外露骨质、较大面积骨膜毁损或骨活性差时慎用
肌腱外露创面	可多次应用，直至血管化胶原支架完全覆盖外露的肌腱；腱膜或腱鞘损伤较重且外露面积较大时，应慎用
慢性创面	多次清创后创面清洁、无明显感染，血供良好，可考虑使用。存在较大窦道、瘘管或无效腔时，不建议直接使用
感染创面	感染控制后可考虑使用，否则禁止使用
大面积创面	使用时产品应适量打孔，以利于渗液引流，防止积液

12.2.2 浸泡

打开外包装，取出铝箔袋放置在无菌区域。打开铝箔袋，轻轻地从手柄处托起人工真皮。将双层人工真皮放进盛有无菌生理盐水的盆中，小心地将手柄移开。双层人工真皮浸泡 3～4min 后即可使用。可在清创时就开始人工真皮的浸泡，以备清创完成后使用。

12.2.3 贴附和裁剪

辨认双层人工真皮的上下层：上层为半透膜性质的医用硅胶层，下层为胶原支架层。使用时将胶原支架层紧贴创面。人工真皮应与创面适配，紧密贴附，避免皱褶与气泡。需调整位置时，不要直接滑动人工真皮，应完全揭起后再重新放置。有两种基本操作方法：(1)将人工真皮放置于创面上，沿创面边缘缝合固定后，再剪去多余部分；(2)把人工真皮修剪成合适创面的形状后，贴附在创面上，再沿创面边缘缝合。注意修剪人工真皮时应轻柔操作，避免撕裂或重叠裁剪。

当人工真皮与负压联用时，或应用于渗血、渗液较多、基底血供差、伴有肌腱或骨外露等创面时，应对人工真皮进行打孔以利于引流，目前建议使用尖刀片线性划开(贯穿即可)，或硅胶层剪圆孔或者使用粗针头打孔。

12.2.4　固定

人工真皮与创缘缝合时，可以使用缝线或者皮肤缝合器，准备打包加压包扎时，须留长线备用。独立固定人工真皮或与相邻的人工真皮缝合在一起且须保证无张力缝合。用于手指和足趾创面时，为防止因关节活动影响人工真皮的固定，可根据实际情况使用克氏针固定关节(克氏针在皮下穿行即可)。

12.2.5　包扎

以无菌凡士林纱布覆盖硅胶层(防粘连)，再覆盖数层无菌纱布，创面凹凸不平处可填充碎纱布或棉球，再使用预留长线打包固定，在四肢等部位也可以使用绷带或弹力绷带加压包扎。根据需要，可使用抗菌敷料。包扎应避免过紧或过松，手指、足趾需分别包扎，避免粘连。渗出液较多或慢性创面或其他创基较差的创面等，人工真皮与负压装置联用既可有效固定，又可促进引流、加速血管化，效果更佳。

人工真皮与负压封闭引流装置联用时有两种方式。(1)同时使用：将人工真皮固定在创面后用尖刀片戳孔(需贯穿全层)，再覆盖凡士林纱布，最后覆盖负压封闭引流装置。(2)序贯使用：创面基底较差时，比如污染创面、慢性创面等，先使用负压封闭引流吸引，一段时间后肉芽生长良好，再移植人工真皮。人工真皮联用负压封闭引流装置时，建议负压值为 50~80mmHg(黑色聚氨酯海绵)或125~200mmHg(白色聚乙烯醇海绵)，先使用持续模式 2~3 天，再使用间歇模式(吸引 4~6min，暂停 1~2min)。

人工真皮移植区不可以接触含氯消毒液、石油基制品，或者酶类清创药水。需应用夹板制动时，应维持 5~7 天。

12.2.6　换药

换药地点应在消毒后的换药室，遵循无菌原则。如无感染等特殊情况，首次换药推荐为术后 3~5 天，主要排除皮下积液、积血，防止感染。若无异常，第二次换药推荐为术后第 7~9 天，主要观察有无感染、胶原层血管化情况。提倡继续加压包扎，如胶原层血管化进程顺利，也可普通包扎。第三次换药推荐为术后 14 天，主要观察胶原层血管化情况。若胶原层血管化充分，应立即移植自体皮，否则继续换药直至血管化完成。若使用负压引流装置，换药频率可改为 5~7 天一次。若使用了抗菌敷料，根据需要，每 6~8h 润湿或者更换抗菌敷料，若环境较干燥可增加频率。至少每 3 天更换一次抗菌敷料。

胶原层血管化自术后第 1 天开始，持续到第 2～3 周或者更久，人工真皮的外观会有变化。可采用"三看一压"的方法观察判断胶原层的血管化程度。一看，人工真皮呈深红色或者红黄相间。二看，硅胶层出现褶皱，开始与胶原层分离。三看，胶原层紧密贴附于创面。一压，轻压人工真皮会发白，松开颜色恢复。出现上述现象即表明人工真皮血管化良好。

12.2.7　分离

若自体皮充足，胶原层血管化充分后，轻轻地用镊子揭除硅胶层，可用手术刀柄或其他钝器来辅助分离。注意硅胶层去除后，应及时进行植皮手术。若自体皮源不足，无法植皮时，硅胶层应保留至下次植皮时再揭除。

12.2.8　自体皮移植

分离硅胶层后，仔细检查新生真皮层，去除过度增生肉芽组织、坏死组织及活性差的组织。如果出现渗血情况，可以使用肾上腺素浸泡过的纱布垫轻压创面止血。

估算植皮面积，刃厚皮取皮厚度为 0.15～0.25mm，不可太薄或太厚。推荐大张自体刃厚皮片移植，适当打孔，避免皮下积液。皮源极其不足时，可移植网状皮或邮票样小皮片，甚至微粒皮。自体皮放置时注意正反面，贴附应平整、紧密，并加压包扎，关节部位建议制动。建议植皮后第 3～5 天首次换药观察皮片存活情况，一般术后 10～14 天拆除敷料。小面积创面(如甲床修复)植人工真皮后，创缘上皮可爬行覆盖创面，无须二次植皮。

颜面部、关节部位(如肘关节、腕关节)及手指移植自体皮时，较厚的自体真皮可以更好地保证植皮区外观、弹性及感觉，从而更好地恢复外貌及运动、感觉功能。但过厚的皮片会降低移植存活率，综合考量，中厚皮片(0.3～0.6mm)是较好的选择。

12.3　人工真皮移植术后护理 ◀◀◀

12.3.1　安放和移动患者

安放和移动患者的时候应尽量不要接触人工真皮移植部位。

移动患者的常规方法包括滚木法、移动床单或床板和使用表面涂有塑料的物体，目的在于减少使用部位的摩擦。

当用手去移动患者时，应该避免压迫人工真皮。

如果人工真皮使用于背部，应使患者保持俯卧位。当人工真皮用于易受压迫的位置(如背部)应该小心护理。

可使用气垫床、间歇零压力专业床，或者使用气枕床。

12.3.2　康复治疗

术后 5～7 天可开始小范围运动。

根据患者康复治疗的疗程，术后 5～7 天之间可进行轻微活动。若引起不利康复的并发症或者导致人工真皮与创面贴附不牢，应延迟活动。

根据具体情况来决定是否移除夹板进行活动。

康复治疗期间必须小心护理，降低皮片移动风险。

创面愈合后 1 年内为瘢痕增生期，创周和缝合部位可能会出现轻度瘢痕增生，应坚持进行抗瘢痕治疗，如压力、药物、激光治疗等，以促进创面外观的恢复。避免强光照射，适当按摩，加强功能锻炼，并保持良好的心态。

12.4　手术问题及解决方案　◀◀◀

人工真皮使用时若操作不当会导致感染、植皮不存活等后果(详见表 12-2)，建议按照移植自体皮片的要求移植人工真皮。目前人工真皮移植、二期植皮过程中可能遇到的问题及解决措施如表 12-3、表 12-4 所列。

表 12-2　不当操作及其可能后果

不当操作	后果
清创不彻底，坏死组织残留	阻碍人工真皮血管化，诱发感染，引起人工真皮无法贴附、血管化，是人工真皮手术失败的主要原因
创基不平，贴附时皱褶	人工真皮未紧密贴附创面，创面血管无法长入胶原支架，血管化不良
未可靠固定	未加压包扎或包扎过松时，人工真皮无法与创面紧密贴附、易滑动，导致皮下积液、积血，甚至血肿形成，影响血管化
换药无菌操作不当	无菌操作不当，可能引发继发感染，导致人工真皮移植失败
换药时人工真皮移位或被揭离	长入人工真皮的新生血管被破坏，导致血管化延后
揭去硅胶层后，未及时二次植皮	胶原层会变干，血供变差
自体刃厚皮过薄、过碎	过薄可损伤基底膜，影响表皮与真皮之间的正常连接，皮片易起疱、破溃甚至自溶坏死。过碎，皮缘易坏死，形成网格状瘢痕，愈合后外观差

表 12-3　人工真皮移植过程中可能出现的问题和处理方案

问题	处理方案
血肿	术中彻底止血。术后发现血肿及时清除，使用注射器抽吸或切小口挤出血块
积液	术中需贴附紧密、必要时打孔。术后发现积液及时挤出或抽吸
感染	揭开人工真皮，去除坏死组织及分泌物，清洁创面并控制感染，再重新贴附人工真皮。贴附前，局部可选用碘伏溶液、新洁尔灭溶液、洗必泰溶液或者过氧化氢溶液冲洗创面，随后用大量生理盐水冲洗。全身可应用敏感抗菌药物。如感染无法控制，需去除人工真皮，全面抗感染处理后再择期移植人工真皮或采用其他治疗方式
血管化不良	面积较小，密切观察；面积较大，需延长二期自体皮植皮等待时间
胶原层未贴附	常因贴合不紧密、皮片移动等引起，应重新妥善固定并加压包扎
胶原层自溶	常因创面感染引起。应揭起人工真皮清理创面，若溶解过多应去除人工真皮，处理创面后再次移植

表 12-4　二期植皮过程中可能出现的问题及处理方案

问题	原因	预防或解决方法
感染	无菌操作不严、全身感染	清创彻底、严格无菌操作、注意机体整体状态，若出现皮片感染一般都需重新植皮，若创面小可等待自行上皮化
皮下积血、积液	止血不彻底，创面未加压或压力不够	彻底止血并妥善加压包扎、可戳孔，加强引流
自体皮溶解(坏死)	感染、皮片过薄、创面血供差、全身营养状态差	控制感染，取皮厚度适当、保证机体整体情况良好
皮片挛缩	皮片碎片化或过薄	取皮厚度适当，无张力移植大张刃厚皮片

12.5　并发症及处理措施 ◀◀◀

人工真皮治疗创面的常见并发症有血肿、积液、感染、人工真皮血管化不良，处理措施如下。

12.5.1　血肿

血肿一般发生在术后 48h 内。血肿须及时清除。如果血肿仍处于液态，此时呈淡红色或鲜红色，可用 18～20 号针头的注射器抽吸。如果已形成血凝块，此时呈暗红色或黑色，切开人工真皮，然后轻轻挤出血块。针对大面积的血肿或持续出血，首先去除固定钉或缝线，使用无创镊夹起人工真皮，移除血凝块。然后通过电凝或其他方法止血后，再重新贴附、固定人工真皮。

12.5.2　积液

积液一般发生在术后 1～5 天。积液会使人工真皮漂浮而无法建立血供、增加感染风险，应将人工真皮切小口或从边缘用纱布或压舌板将积液挤出，或者用 18～20 针头的注射器抽吸。

12.5.3　感染

感染一般发生在术后 3～5 天，一般表现为局部发白、灰色，在极少数病例中，还可观察到胶原支架层溶解现象。感染是导致人工真皮失效的最常见原因，一般认为细菌来源于创面(尤其是清创不彻底创面)，但也可能来自血液传播。局部感染若及时处理，可能避免不良后果。发现轻微感染后，切开或揭开人工真皮去除脓液及坏死组织，局部抗菌处理后，重新贴附人工真皮。如果感染无法控制，需去除人工真皮。全面抗感染处理后，再择期移植人工真皮或采用其他治疗方式。

12.5.4　人工真皮血管化不良

人工真皮血管化不良的原因包括：皮片移动、感染、血肿、硅胶层过早分离或者胶原支架层受损等。

血管化不良的人工真皮可以选择以下处理方法：①面积小于 $2cm^2$ 的可以保留，但应注意观察；②面积大于 $2cm^2$ 的应将硅胶层复位继续覆盖直至完全血管化，或使用同种异体皮或异种皮来覆盖裸露的胶原支架层，或将未血管化部分移除并用新的人工真皮代替。

参 考 文 献

[1] 《双层人工真皮临床应用专家共识(2019 版)》编写组. 双层人工真皮临床应用专家共识(2019 版)[J].中华烧伤杂志, 2019, 35(10): 705-711.

关键词索引

B

瘢痕 5
瘢痕增生 6
表皮层 6
表皮替代物 12

C

创面 12
创面覆盖物 6

E

恶性黑素瘤 130

F

辐照灭菌 58
皮肤附属器 2
负压引流 9

G

骨外露 9
感染 6

H

汗腺 1

J

基底层 2
肌腱外露 9
肌腱粘连 26
畸形 6
急性全身毒性 33
胶原 2

胶原海绵 27
角质层 2
结缔组织 2

K

溃疡 15

L

类真皮组织 13
淋巴细胞 45
挛缩 6

M

慢性创面 8
毛细淋巴管 2
毛细血管 2
免疫原性 7

P

皮瓣移植 9
皮肤恶性肿瘤 130
皮片移植 9
皮下植入 43
皮下组织 1
皮脂腺 1

R

热原反应 45
人工真皮 15
刃厚皮片 10
肉芽 9

S

烧伤 5
生物相容性 8

T

脱细胞真皮基质 13
烫伤 116

X

细胞毒性 36
细胞黏附 35
细胞外基质 6
细胞相容性 33
细胞增殖 6
细菌内毒素 36
纤维细胞 2

Y

炎症反应 6
遗传毒性 33
异体皮 7
异种皮 7
移植 6

Z

真皮层 6
真皮替代物 9
致敏反应 37
肿瘤创面 137
整形 9